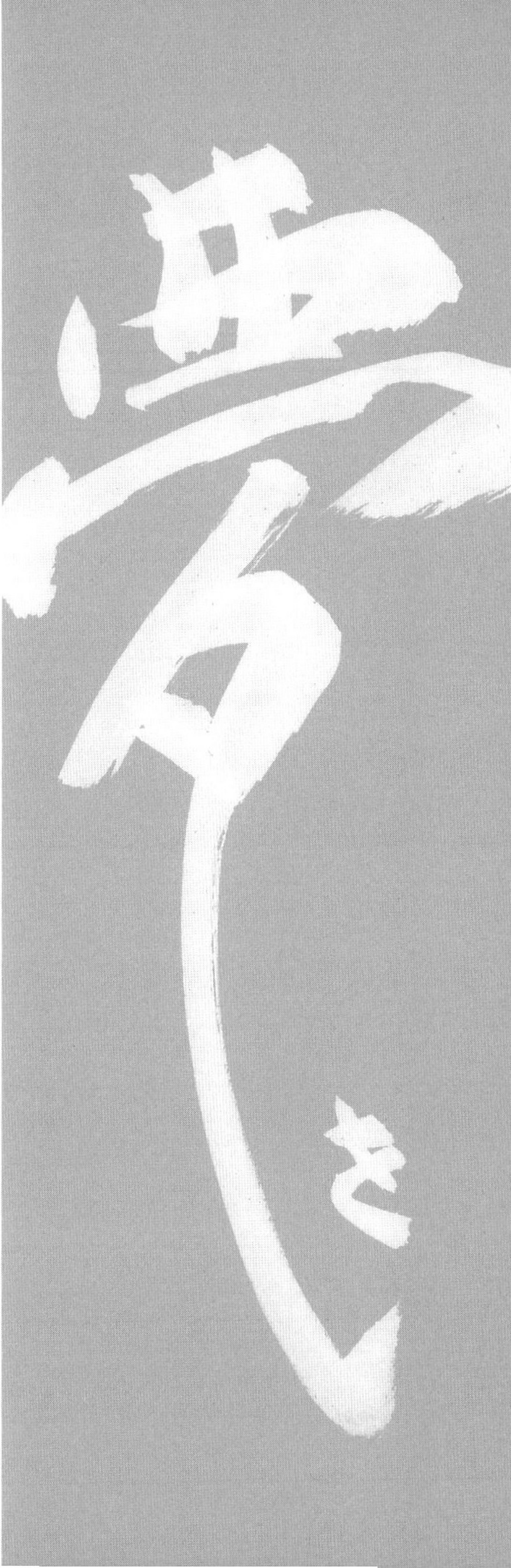

だから医学は面白い

幻《ビジョン》を追い続けた私の軌跡

日野原重明

聖路加国際メディカルセンター理事長
聖路加国際病院名誉院長

日野原先生へのメッセージ

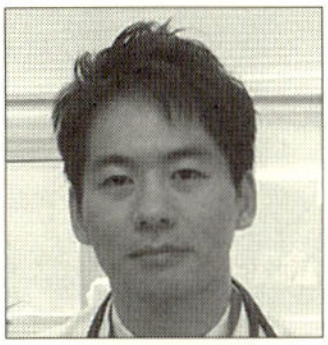

医師としてのキャリアの節目で現れる、遠い存在でありながらどこか身近な先生

志水太郎（ハワイ大学内科・医師）

日野原先生は言わずと知れた日本で最も有名なドクターのお一人だが、私にとっては医師キャリアの節目で現れる、遠い存在でありながらどこか身近な先生である。

日野原先生に最初に出会ったのは医学部5年生の時だった。将来の研修病院を探す中で、日野原先生の火曜日午後の院内回診を見学する機会があり、その佇まいや接し方に感動し、東京の聖路加国際病院で研修したいと考えた。私の聖路加国際病院での研修は実現しなかったが、それはそれでよかったと思っている。なぜなら、その経緯の先に今の自分があり、後に日野原先生と別の形で接する貴重な機会も得られたからである。

自分のキャリアにとって次の節目となった師匠の青木眞先生（感染症コンサルタント）との

出会いも、青木先生が日野原先生との出会いをきっかけに沖縄から東京に移動されなければ実現しなかった。青木先生に出会い、私は脳外科から一転して内科を志し、総合内科医としてのキャリアを歩み始めた。そして、海外留学を考え、米国のエモリー大学への留学切符を手にした。エモリー大学の大先輩といえば日野原先生である。渡米前に6年ぶりにご挨拶に伺うことができたが、この時頂いたエールは今でも忘れられない。その後さらに3年を経て、日本医事新報社から『愛され指導医になろうぜ』という本を出版した際に日野原先生から書評をいただくことができた。医師としての人生の節目節目で日野原先生のご指導を賜ることができたことは、とても得難く、大切な経験として私の中で生きている。

本書は、日野原先生が医師として追求されてきたこと、次世代の医療者へのメッセージを凝縮した本である。『だから医学は面白い』というタイトルに、日野原先生の医学を愛する医師としての生き様が見える。「幻（ビジョン）を追い続けた」とサブタイトルにもあるように、明確なビジョンを設定し、諦めず道を追求されてきた姿が日野原先生を日野原先生たらしめているると思う。

特に印象的なのは「よど号事件」の話である。ハイジャックに遭ったとき、日野原先生が最初にとられた行動は自分の脈拍をとることだった。人質に取られた後の緊張する時間の連続の中でも、日野原先生はウイットを利かせながら冷静に客観的に行動されている。まさにウィリアム・オスラーの「平静の心」である。

本書は、胸打たれる言葉、日野原先生のアートを感じさせる言葉であふれている。ここにそのうちのいくつかを紹介したい。

- 「診断をつける」ということはプロブレム・ソルビングであるということをもっと考える必要がある――4頁
- 医師として本当に成熟するためには、患者や家族に想いが濃く届くような優しさが必要である――4頁
- 常に勉強をして、幅広い学識で患者を診なくてはいけない。そういう努力をすれば、臨床医の仕事は面白くてしょうがなくなる――8頁
- 私たちが知らないことで、あり得る現象は無限にある。私はそれをいつも追究していたい――11頁
- 医学は看護とマージ（融合）する必要があり、単独では使命を果たすことはできない――37頁
- 臨床家は患者から学ぶということ、患者の言葉や態度から私たちは本当の臨床医学を学ぶということを私はつくづく感じた――53頁

・医学生の時代には学者や研究者の伝記をできる限りたくさん読んだほうがいい——127頁
・医学教育も情熱がないといけない。その情熱が感化力になる——132頁
・医療そのものはどこまで行っても奉仕だという基本的な考え方があるからこそ、医師は尊敬される——135頁
・1人では死なせないで、一緒に死んであげるように、そばにずっといる。(…)それがホスピスの真髄である——137頁
・講演で成功するための秘訣は、最初の5分間にどれだけ「ユーモア」を出せるかにある——141頁
・本当の意味でプロダクティブに使用した時間が実在の私の時間になる——145頁
・私は著作をすること自体で幸福感を持つ。どこかで休養する、安静にする、遊びに行くという幸福論ではない。仕事の中に幸福を感じるというのが私の幸福論である——147頁

読者は、ほかにも多くの感化される言葉をこの本の中に見つけるだろう。医師・看護師などの医療従事者のみならず、医療に関心を持つ一般の方もぜひ本書を手に取り、一人でも多くの方に日野原先生のアートを感じてほしいと思う。

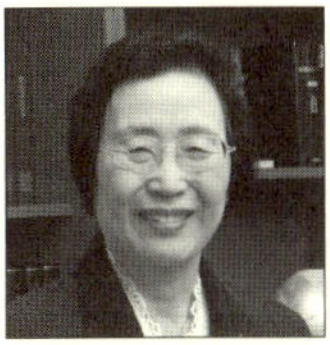

常に先を見通し、速やかに実行に移す華麗なるプロフェッショナル人生の集大成

小島操子（聖隷クリストファー大学学長・看護師）

本書は、日野原先生の華麗なるプロフェッショナル人生の集大成と言えるもので、内容もとても興味深く、思わず引き込まれ、先生の人間としての、また、プロフェッショナルとしての生き方・過ごし方に強い感銘を受けました。

冒頭、先生の臨床医としての実感や自負を述べられ、次いで、教育者として長年大切に培ってこられた医学や看護学、医療・看護に対する信念や価値、仮説について、実際に見たり聞いたりされたこと、経験されたことや文献等を用いて説得力をもって力説されています。

そして、先生の医師としてのありように影響を与えた人物、書物や聖書、出来事などについて思いを込めて述べられています。特に、敬愛するオスラー博士の言動については、先生の日頃の態度、行動、お言葉からそのほとんどをご自身のものとして具現されていることに感動させられます。

さらに、先生が日本の医学の変革のために歳月をかけてされてきたこと、やらなければならないことを自負を込めて語り、最後に、後進たちへのメッセージを熱い思いを込めて述べ、「私もますます頑張らないといけないが、読者の皆さんも、私に負けないように、日本の医療を支え発展させていくために、これからも大いに頑張ってもらいたい」と結ばれています。今年10月4日に満103歳になられる日野原先生が長年にわたって育んでこられたお考え、態度、行動、お人柄から、この結びには重みと真実味があり、湧き上がってくるエネルギーと心強いエールを感じさせられます。

私が大阪府立看護大学（現大阪府立大学）と聖隷クリストファー大学で何とか学長として職責を果たせているのは、多くの方々からのサポートによることはもちろんですが、聖路加看護大学で日野原先生から直接薫陶いただいたおかげであるといつも思っています。

私のDr.日野原観は「常に先を見通し、的確に判断して、速やかに実行に移す」「大切なことにはビジョンを持ち、使命感を持ってチャレンジする」「時に誤解されそうな言動の裏にも、必ず、大切にされているゆるぎない信念があり、深い意味がある」「感性・情緒豊かなヒューマニスト、アーティストであるとともに、物事をよく考え、きちんと解き明かそうとするフィロソファー、サイエンティストであり、言動にあたたかさと奥深さがあって、ぶれがない」というものです。

私が聖路加看護大学で先生に出会った時には、既に偉大な存在であり、その素晴らしさは天性のものと思っておりました。本書の内容の多くは折々にお聞きしていたものですが、このたび先生の人生の集大成ともいえる本書をじっくり読ませていただいて、先生の素晴らしさは、天性のみならず、良いと思われるものを良いと謙虚に感じ取られる磨きのかかった感性と先見の明、そして、感じ取ったものを実行に移し、具現化される強い意志と忍耐力とたゆまぬ努力があってのものであったと改めて感服しました。

先生の医師としての功績は数々のご受賞が表していますが、先生が看護界に残された多くの功績の中で、私たちが特に忘れてはならないものを三つ挙げさせていただきます。

一つは、日本で最初の看護学専攻の博士後期課程を聖路加看護大学に設置されたことです。私たちの夢であり、日野原先生の重要な目標の一つとして、その達成のために東奔西走されました。もう一つは、看護スペシャリストの育成です。このことは、医学の進展のため、また、看護師のプロフェッショナルとしての意欲と向上心のためという二つの観点から、長年声を大にされ、専門看護師・認定看護師制度につなげられました。もう一つ、「看護の日」の制定があります。一般の方々に広く看護のことを知ってもらうためにと、力を入れてくださいました。

先生に長年にわたって直接・間接的に多くの教えをいただけたことを、深く感謝するとともに心から幸せに思っております。先生にはご健康に留意され、ますます多くの教えとエネルギーを発信していただきたいと願っております。

私も先生に負けないよう、一層自らを磨き、頑張りたいと思います。

目次

扉の書「夢を」（２０１４年７月　著者直筆）

序　医学は面白くてしょうがない！

今の臨床医に欠けているもの

「病歴取り」から間違っている医師が多い

臨床医に必要なことで、日本の多くの医師にまだまだ欠けていると思うのは「病歴取り」である。病歴の取り方から間違っている医師が多い。

診察室で患者と対面したら、「今日はどうして来院されましたか」「いつから熱がありますか」と病歴を取る。そして次に、家族歴、職業などを記録していく。しかし、一番必要なことは、患者さんが大学の教授か、会社の事務員か、あるいは小児かといったことではない。大切なのは「その人が時間をどのように使っているか」という平素の情報である。

患者の問題を明確にしながら記録をするPOS（Problem Oriented System 問題志向型システム）では、これを「ペイシェント・プロフィール」と言う。患者が朝起きてからどのように生活をして夜まで過ごしているか。どういう環境に住んでいるか。アパートかマンションか一軒家か。エレベーターがあるかないか。そこで一日中どうしているか。

こういうことを記録することが何よりも必要なのである。

一つ例を挙げると、私がかつて診た患者で、リウマチ性心臓病（僧帽弁閉鎖不全）を持ち、心不全が悪化した45歳の女性がいた。外来で診て、ジギタリスなどの強心薬を処方していたが、なかなか良くならず、ジギタリスの量を増やしたら中毒症状を起こした。ケースワーカーに訪問してもらうと、実はその女性はエレベーターのないアパートの3階に住んでいた。夫はアルコール依存症で、2人の小学生の男児がいる。アパートの部屋にはお風呂がなく、子どもを銭湯に連れて行ったり、スーパーに買い物に行ったりするのに毎日階段の上り下りをするという生活だった。

そういう肉体的な労働を余儀なくされていたということを知らずに、私は外来で処置や投薬をしていた。ケースワーカーを通じて1階の住居を探して転居してもらったら、心不全の進行が止まり、薬をあまり使わなくてもいい状態になった。

ペイシェント・プロフィールがいかに大切かということを私はこのように実際に経験してきた。しかし、まだ多くの医師が「職業は何か」「いつから熱が出たか」という情報ばかりを大切にしている。診察する時間の大半はペイシェント・プロフィールを把握するための会話に充てるということ、「診断をつける」ということはプロブレム・ソルビングであるということをもっと考える必要がある。

プロブレム・ソルビングにはデータベースが欠かせない。基礎となるデータのことを英語でdefined dataと言うが、問題解決のために有力な手がかりになるdefined dataを得るには、今述べた日常生活像を大切にしなければならない。

診察するとすぐに検査・採血などをして、あまり頭を使って考えようとしない医師がいるが、検査結果で考えるのは「考える医療」ではない。まず一通り検査をして、その結果から診断を考えるというのは「頭を使わないプラクティス」である。そういう医師は、開業して5年、10年、15年、20年と経験を積んでいっても、成熟するということがない。医師として本当に成熟するためには、患者や家族に想いが濃く届くような優しさが必要である。

常識は必ずしも科学的ではない

今の医師は忙しくなると時間を省くためにすぐにチェックリストに頼ってしまう。しかし、チェックリストでは本当のことはわからない。チェックリストを頼りにしてポジティブなものだけを拾っても強い根拠を得ることはできない。

「むかつきがあるか」「熱があるか」など、チェックリストは患者に理解できる言葉で書かれている。患者はそれを見て「はい」「いいえ」にチェックをしていくが、例えば熱について言えば、37℃を発熱の境界とする一般の常識は医学的には誤りであり、熱があるかないかの判断は患者の年齢によって異なる。子どもと大人と老人とでは何度以上を発熱とするかの基準が違うということを医療者はよく考える必要がある。

もう少し詳しく説明すれば、70歳以上の高齢者は一般的に平熱が低い。私などは朝6時の体温は35℃台しかない。だから、朝起きた時に36・5℃もあれば発熱状態ということになる。37℃以上を発熱状態とするのは子どもや若い人の場合の体温計の読み方であり、それを高齢者にも当てはめるのは間違っている。私は以前から、決して万人には通じない37℃の赤い基準線を体温表から消すことを提案している。患者の基準体温、または健康時の日常の平均体温のところに赤い線を引き、それを基準にして有熱か無熱かを判断すべきだと考えている。

安静にすることは必ずしもいいことではないということにも医療者はよく注意する必要がある。患者は療養中は安静にするのがいいと思い込んでいることが多いが、寝ているほうが病気が早く快復するというエビデンスはどこにもないと思う。人間は「動きながら疾病が癒される動物」である。無用な安静の状態が続くと、骨や筋肉をはじめ内臓器官の働きが悪くなり、体調がかえって悪くなる。

このように、習慣によって常識と考えられてきたことが必ずしも科学的ではないということがあるので、「頭を使う医療」の実践が必要となるのである。

教科書通りに行かないから面白い

日々の中に新発見がある

最近、身内の者がこんな面白い経験をした。1・0〜0・8あった視力が低ナトリウム血症で半分以下になり、眼鏡が合わなくなった。そこで、ある優れた眼科医に診てもらったら、「眼のレンズの中で低ナトリウム状態が起こったために視力が変わってきたのだから、血液のナトリウムが正常になれば、放っておいても視力は戻る。いま視力を調整する必要はない。もう少し待てばいいのではないか」と言ってくれたという。私はその話を聞き、「そういうことが人間の体にはあるんだ」と驚いた。

こういうことがあるから、医学は面白くてしょうがない。教科書通りに行かないから医学は面白い。毎日毎日新しい実験を試みて、いろいろなことを発見するのが医学である。

以前、アメリカの科学雑誌「サイエンス」に、脳が思い違いをするメカニズムを解明するためマウスを使って実験を行った利根川進さん（理研-MIT神経回路遺伝学研究センター長）たちのチームの論文が掲載された。高齢者になると思い違いが多くなるのは、記憶力が落ちているのではなく、誤った記憶（過誤記憶）を形成して、それに入れ替わっているからだということを証明しようとしたものだが、これが非常に面白い。

20年、30年の経験がある医師でも、自分が思い違いをしていることに気がつかないで、間違ったことを繰り返しているということがあり得る。人間は年を取ると、若い時よりもだんだん思い違いが多くなるということを自覚する必要がある。だから臨床医は博学でなければならない。内分泌学だけをやる、糖尿病だけをやる、などと狭い領域に閉じこもるのではなく、常に勉強をして、幅広い学識で患者を診なくてはいけない。そういう努力をすれば、臨床医の仕事は面白くてしょうがなくなる。

人間というものは、新発見をすると情熱が高まる。そして、新発見できるようなことは日々の中にある。しかし、人間は色眼鏡をかけているから真実が見えない。作家の曽野綾子さんは40代の時に白内障の手術をしたら世の中が変わったということを言っている。私は白内障がまだほとんどないから手術をする必要はないが、網戸を通して外の景色を見ると鮮やかな色がなくなるので、その網戸を取って真実の赤や黄色が現れた状態を想像する。そういう新発見が人のやる気を起こし、「これは面白くてしょうがない」という気持ちにさせるのだと思う。

研究者は毎日が新発見だから仕事が面白くてしょうがない。寝ないで仕事ばかりしていると、普通は疲れてしまってどうしようもなくなるのだが、研究者の徹夜はプロダクトが出てくるから疲れるということがない。疲労感がない。そういう気持ちを臨床医も持ってほしい。日々の中に臨床医学も発見があるからである。

あり得る現象は無限にある

私が診た患者で、早朝に狭心症を起こす人がいた。朝3～4時に心電図をとると確かに狭心症が出ている。その患者が「以前、私は朝方になると喘息が起こるので、人に勧められて湯沢温泉に行きました。そこでは早朝に喘息が起こりませんでした。だから、この狭心症は喘息みたいなものですね」と言うので、私は「いや、喘息と狭心症は違う。狭心症はちゃんと心電図に所見が出てくる。では、私は事実を確かめるためにその温泉に行きましょう」と言って一緒に湯沢温泉に行った。そうしたら、その温泉では確かに狭心症が起こらない。だけど、同じ患者を病院の病室に戻したら発作が起こった。これはアメリカのプリンツメタル博士が発見した異型狭心症（variant angina）であるということで、私は日本で最初の異型狭心症の発見者になった。

また、私の患者に横綱・柏戸の後援会長がいた。その人はテレビで柏戸が相撲を取っているのを見ると血圧が上がる。後援会長なのに苦しくなるから柏戸の勝負が見られない。そのため、勝負が始まると後ろを向き、終わってからテレビを見る。そういう症例を経験していたので、私はなでしこジャパンがサッカーの女子ワールドカップ（2011

年）で優勝した時の試合も、早朝に起きて自分で血圧を測りながらテレビ観戦した。そうしたら、いよいよ勝つか負けるかという時に確かに血圧が上がった。私の場合、普段は最高血圧（収縮期血圧）は120〜130なのに200まで上がった。ところが、私は講演などをしている時は、逆に血圧が下がりすぎて、冷や汗が出ることもある。そういう時はテーブルに手をついて体を支えなければならない。

このように、先入観を持たずに、何ごとにも好奇心を持つということを私は大事にしている。

漢方の世界にも私たちが知らないようなことがたくさんある。最近、漢方薬を使う病院がかなり増えてきたが、漢方の良さは確かにある。そういう意味で、健康保険制度の中に漢方薬を入れるように厚生省（現厚生労働省）に働きかけた武見太郎先生（元日本医師会長　1904-1983）は偉いと思う。西洋医学で効果がなければ漢方を試みるという医療に日本はもっと力を入れていく必要がある。がんの末期だと言われて絶望していた人が、西洋医学をやめて中国の医師に診てもらったら元気になったという症例を私は知っている。

面白いことがなくても「ワッハッハ、ワッハッハ」と笑っていると、その笑いが病気を改善させるということもある。人体にはそういう不思議なことがある。だから医学は面白くてしょうがない。医者でないベルクソン（1859-1941）は笑いの哲学についての研究もした。笑いに病を癒す効果があるとすれば、落語を聞きに時々寄席に行くのもよいことだと思う。

「笑いで治るらしい」という話を聞くと、普通の医者は「そんな馬鹿なことはないよ」と言う。しかし、ありうることはあり得る。私たちが知らないことで、あり得る現象は無限にある。私はそれをいつも追究していたい。

Ⅰ　アートとしての医学　看護と融合する医学

医学はサイエンスに支えられたアートである――

サイエンスに支えられて「技」という花が咲く

テクノロジーを「技術」と言うが、私は「術」を外して「技（わざ）」と言う。医学のテクニックではなく、医学の「技」というものがもっと重要視されるべきだと私は考えている。ところで、サイエンスとしての医学が発達していない時代から医療というものはあった。その医術を施されると確かに良くなる人がいた。その「技」とは何であるかを考えなければいけない。

イエス・キリストはいろいろな奇蹟を行い、「イエス・キリストの名によって立ち上がり、歩きなさい」とペトロが言ったら、生まれながら足の不自由な男が立って歩んだ（新約聖書「使徒言行録」３章）とか、生まれつき目の見えない人が、イエスに言われた通りにシロアムの池に行って目を洗ったら見えるようになった（同「ヨハネによる福音書」９章）ということが聖書に記されている。そういう奇蹟は実際に歴史の中で起きている。

西洋医学は「メディカル・サイエンス」（医科学）を長く実践してきたわけだが、本当の「メディシン」には「技」が含まれている。「メディシン・イズ・アン・アート・ベースド・オン・サイエンス」（Medicine is an art based on science）、医学はサイエンスに支えられたアートであり、サイエンスに支えられて咲くのは「技」という花である。

この「医学はアートである」という考え方を、戦前に医学生時代を過ごした私に教えてくれたのは、私の人生の師ウィリアム・オスラー（1849-1919）である。医学生の頃、ドイツのテキスト以外読んだことがなかった私は、戦後、オスラーの「メディシン・イズ・アン・アート・ベースド・オン・サイエンス」という言葉に出会い、大きなショックを受けた。

「病棟こそ学びの場である」

オスラーは「アートとしての医学」を学ぶのに、階段教室のようなところでの講義の形式は不十分だと考えた。ドイツ医学一色だった頃の戦前の日本の医学部では、階段教室の中央で教授が患者の診察や手術を行い、医学生はそれを上から覗いて学んでいたが、オス

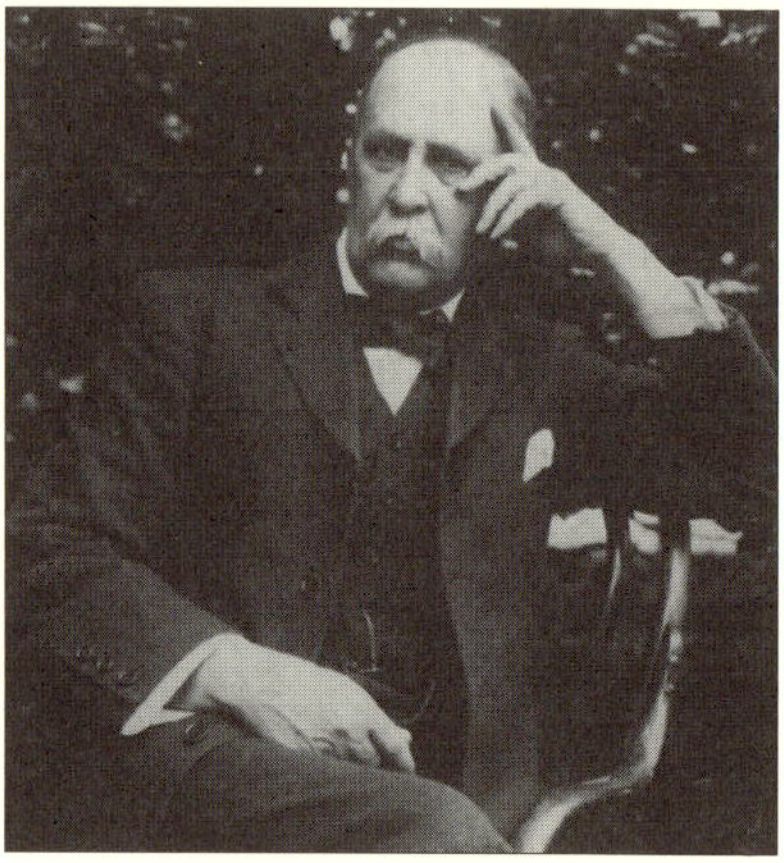

ウィリアム・オスラー

ラーは、医学生は病棟で実際に当直して、患者の状態の変化を看護師と一緒に学ばなければいけないと言った。臨床を学ぶには、講義室ではなく、病棟や外来で患者を診ることを優先すべきだと考えた。医学生を講義室から病棟に移動させたことが自分の一番の功績だとオスラーは言っている。

オスラーは、「死んだ後、何をしてほしいか」と弟子に尋ねられた時、「"Here lies the man who admitted students to the wards"〈学生を病棟に引き入れた人、ここに眠る〉と墓の碑文に書いてくれたら本望だ」と言った。「病棟こそ学びの場である」とオスラーは考えたのである。

「アート・オブ・メディシン」を日本語にすると「医術」になる。医師の行動、パフォーマンスの中にはアートがなくてはならない。オスラーはそのように患者に「タッチ」をした。そのタッチの姿に若い医師・医学生は惹かれた。私もオスラーの本を読み、医学生のつもりで大先生の医療のタッチの姿に魅了された。

ウィリアム・オスラーの生涯

やんちゃばかりしていた少年時代

ウィリアム・オスラーは1849年にカナダ・オンタリオ州のボンドヘッドという一寒村で生まれた。父はイギリスのコンウォールから宣教師としてこの地に移住、ウィリアムは9人兄弟の8番目の子どもとして生まれた。

オスラーは生まれつき〝やんちゃ〟な性格で、いろいろないたずらをした。少年時代、学校の寮の煙突の上に板を置いて部屋の中に煙をこもらせて消防が呼ばれる大騒ぎを起こしたり、「妻を求む」の地方新聞の広告を見て、「ブロンドの女」に女装して駅の待合室でお見合いをし、プロポーズされそうになったところで「あばよ」と逃げるというような思

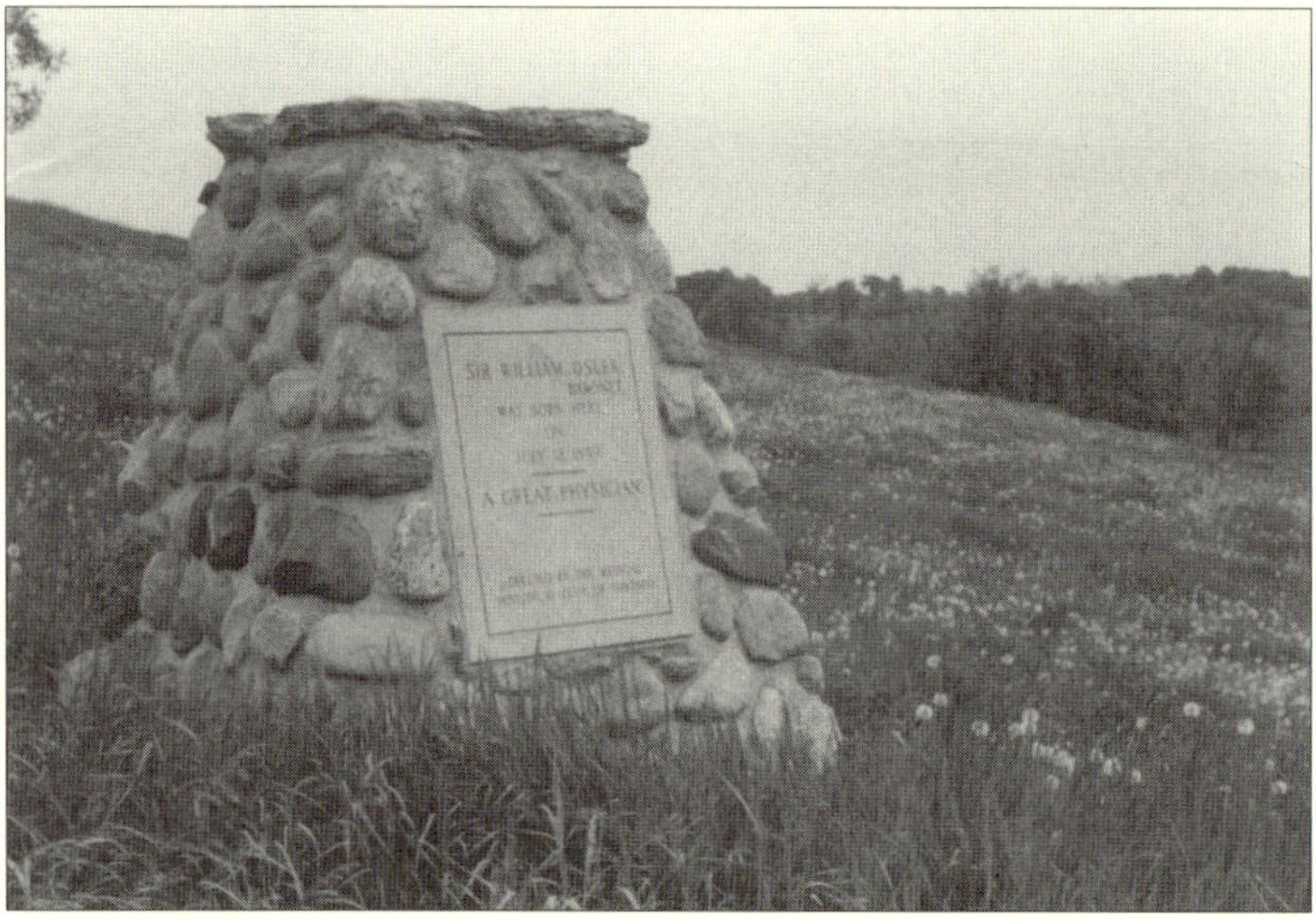

ボンドヘッドにあるオスラー生地の碑。「偉大な医師(A Great Physician)—ウィリアム・オスラーここに生まれる　1849年7月12日」と記されている(著者撮影)

い切った〝やんちゃ〟をしている。

地方の高校を何とか卒業して、神学を学ぶ目的で入ったトロントのトリニティ大学では、後に医師から神学に転向する医学者のボヴェル教授と出会い、「牧師になれ」という父の言葉に背いて医学への転向を決意し、トロント医学校を経てモントリオールのマギル大学医学部に転校した。

医学部卒業が近づいた頃、オスラーは将来何をしたらよいかわからなくなり、ハワードという尊敬する内科教授の家を訪れた。教授の書斎で面会時間が来るまで待たされていた時にカーライル（1795-1881）の本が目に入り、「我々の重要な務めは、遠くにかすんでいるものを見ることではなく、目の前にはっきり見えるものを実行に移すことである」という言葉に接した。オスラーはその言葉に動かされ、「カーライルのような生き方をしたい」と、それからは落ち着いて研究や教育に打ち込むようになった。

オスラーは42歳まで独身だった。若くして亡くなった外科医の友人に「僕の妻の面倒を見てくれ」と遺言で言われ、未亡人グレースと交際を始めたが、グレースは「あなたが今書いている内科テキストが完成するまでは私は結婚しない」と言った。その頃の内科テキストは、今のように何十人で執筆して主幹の内科教授がまとめるというものではない。オスラーは膨大な内科テキスト『The Principles and Practice of Medicine（内科学の原理と実践）』を病棟勤務の助手の援助を受けながら、大きな机の上にたくさんの資料を置いて1人で書き上げた。

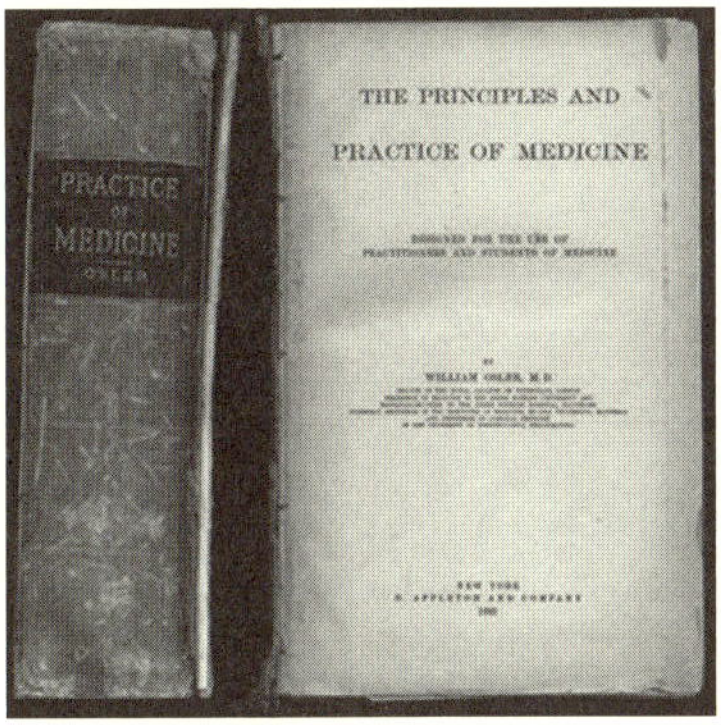

『内科学の原理と実践』

オスラーの内科テキストはその後、ドイツ語、フランス語、スペイン語、ポルトガル語、ロシア語などにも翻訳され、中国語版は横浜にある印刷所で印刷された。日本の医学界はドイツ医学一色だったので、戦前にはこのテキストは日本に紹介されなかった。

汲み尽くせないオスラーの英知

オスラーはジョンズ・ホプキンス大学時代、今から1世紀以上も前の1900〜1904年の間に「死の行動の研究」という調査も行っている。約500例の死亡患者がどのような感情、姿で死んでいったかを調べた資料は、現在、モントリオールのマギル大学医学図書館の中のレアブックが保管されている部屋に保存されており、そこから「ターミナルケアの医学のアート」を我々は学ぶことができる。

私はオスラーの文献をまとめ、「日本の医学生と、医師、看護師、そして医学に関心をもつ一般人にこの書を捧げる」として『医の道を求めて―ウィリアム・オスラー博士の生涯に学ぶ』（医学書院）という本を1993年に書いた。しかし、まだまだオスラーの英知を汲み尽くしてはいないと思っている。

63　日本医事新報　No. 3604（平成 5. 5. 22 日）

MEDICAL・ESSAYS

ウィリアム・オスラー博士の死に関する哲学と死の研究（上）

日《ひ》野《の》原《はら》重《しげ》明《あき》

緒言

一九六〇年代以後、欧米やオーストラリア、ニュージーランドにホスピス運動が展開されたことが契機となり、過去四半世紀には、がん患者への病名告知やターミナルケアについての研究や論文、総説が数多く出されている。

日本においては一九七七年に「死の臨床研究会」が発足し、また一九八一年には聖隷三方原病院に、次いで淀川キリスト教病院にホスピス（緩和ケア病棟）が設置されて以来、今日（一九九三年一月）までに厚生省により認定された緩和ケア病棟は七カ所を数えるに至った。このようなことがきっかけに、日本の医師や看護婦の中に病名告知やターミナルケアに関心をもつ人がしだいに多くなった。

この方面の先駆者としては、ロンドンに最初の近代的ホスピスを設立したシシリー・ソンダース医師や、『死の瞬間』の著者のキューブラー＝ロスがあげられる。

私は、オスラー博士の伝記を書くために[1][2]、生涯を通しての彼の膨大な文献を整理する中で、一九世紀後半から二〇世紀にかけての彼の臨床経験の中で残した文献において、オスラーの臨死患者への態度の中に、オスラーの死に関する見解ないし哲学が受けとめられるエピソードのいくつかを発見した。

またオスラーは、ジョンズ・ホプキンズ大学内科教授時代（五五歳）の頃、四八六例についての「死に関する調査」を行っていることを知り、その時彼が用いたアンケート用紙に病棟婦長および担当医によって書かれた資料をマギル大学オスラー図書館で直接調べる機会をもった。同時に、オスラーの死に関する哲学、安楽死に対する研究者ウィリアム・ムンク博士の見解への批判、オスラーの死に関する講演、さらにオスラーの親しい人の臨死体験、最後にオスラー自身の臨死像を調べることができた。

今日、死やターミナルケアに関する研究が内外に多数発表されているのに、オスラーの死に関する見解、哲学や臨死患者への対応、またオスラーの息子の喪失体験や、彼自らの臨死像を紹介した文献は、内外を通じて今日までに見当たらない。そのような現実をふまえて、私は、オスラーが今から一世紀も前に死の臨床へ強い関心を示し、かつ注目すべき死の行動の研究（study on act of dying）を行ったことを医学界に紹介することは、きわめて意義深いものと考えて、以下の論文をアメリカの内科学会誌（*Annals of Internal Medicine*, 一九九三年四月十五日発行の第一一八巻八号）に発表した。以下はその内容である。

臨床医オスラーと死にゆく患者

ウィリアム・オスラーは、一八四九年にカナダの小さな寒村にある聖三一教会の牧師の八番目の子供として生まれた。彼は最初、牧師になりたい希望をもっていたので、トロント大学に入学した。後にトロント医科大学の教授ジェームズ・ボベル医師の影響で、オスラーは医師になる決心をし、マギル大学に転校した。医学校卒業後、彼はイギリスとドイツの医学を学ぶために一年間ヨーロッパに留学をした。

帰国後マギル医科大学で一〇年間教えた後、オスラーはペンシルベニア大学に移り、そこで五年間教え、その後一五年間ジョンズ・ホプキンズ大学医学部で教えた。一九〇五年にはオックスフォード大学の欽定教授となり、七十歳と六カ月で、オスラーはオックスフォードの自宅で亡くなった。

オスラーが死にゆく患者をいかにケアしたかということは、ある亡くなった患者の父親の手紙や、オスラーが往診をよくしていた子供の母親の手紙によく表われている。

症例一

これは一八七五年の秋、オスラーが二十六歳でモントリオール総合病院に内科医として勤めていた時に経験した例である。

オスラーは、その頃加入したばかりのクラブで食事をした時、イギリスから仕事でカナダに出張してきた青年に会った。具合が悪そうなことにオスラーは気付き、その青年を入院させたが痘瘡のために三日後に死亡した。オス

日本医事新報1993年5月22日号（No.3604）掲載「ウィリアム・オスラー博士の死に関する哲学と死の研究（上）」

オスラーの死の研究に関しては、私は「Annals of Internal Medicine」(vol.118, No.8, 15 April 1993)に「Sir William Osler's Philosophy on Death」という論文を寄稿している。これは「ウィリアム・オスラー博士の死に関する哲学と死の研究」として「日本医事新報」(No.3604-3605, 1993)にも掲載され、また『医の道を求めて』にも再掲されているので、ぜひ一読してほしい。

オスラーはマギル大学医学部の講師、ペンシルベニア大学の内科教授、ジョンズ・ホプキンス大学の内科教授を経て、56歳の時にイギリスのオックスフォード大学に移り、1919年12月に70年5カ月の生涯をオックスフォードの自宅で終えた。

オスラーは「自分は家で死にたい」と言い、自宅で膿胸の切開手術を受けた。そして病床にありながらアメリカのたくさんの友人に「私の生涯はこれで終わる」と別れの挨拶状を送った。オスラーは病室の隣にあるプライベートな書庫から次のサミュエル・テイラー・コールリッジの「老水夫の歌(The Rime of the Ancient Mariner)」の一節を内科医の甥に読んでもらいながらだんだんと眠りに入った。

大きいもの、小さいもの
すべてのものを
一番よく愛する者が
一番よく祈る

オスラーが晩年で一番悲しかった出来事は、一人息子のリビアが21歳という若さで第一次世界大戦に召集されて戦死したことだった。オスラーは悲痛な思いを抱き、「戦争というものは絶対にあってはならない」と平和の大切さを説くようになった。そして第一次世界大戦が終わってからも、ヨーロッパの難民救済活動の第一線に立って義援金の募集にも協力した。

オスラーは病床についても、戦死した息子を思い出してはいつも涙を拭いていた。

コラム
1

晩年のオスラー博士

オスラーの病状記録によると、ジョンズ・ホプキンス大学内科教授時代（1889年〜1905年）から、時々激しい咳の発作が起こっている。当時は、現在のような気管支撮影法はなかったので、オスラー自身は慢性気管支炎くらいに思っていたようだが、死後に行われた剖検の所見から推測すると、気管支拡張を伴う慢性気管支炎があり、それに時々肺炎を合併していたと考えられる。オスラーの死後百年近く経過して、この病態を慢性閉塞性肺疾患（COPD：Chronic Obstructive Pulmonary Disease）と表現するようになった。

オスラーがジョンズ・ホプキンス大学医学部を56歳で辞したのは、激務にやや疲れ、早く引退したい気持ちがあったかららしい。ちょうどその時オックスフォード大学の欽定教授という、責任のやや軽い地位が与えられたので、晩年はイギリスで過ごすことにした。

話は変わるが、オスラーは本名の代わりにEgerton Yorrick DavisとかE. Y. DavisとかE. Y. D. とかいうペンネームを使っていた。故人となったアメリカ軍医の名前だが、オスラーの立合い診察（Consultation）や人を紹介する際にもこれを用いた。Yorrickはウィリアム・シェイクスピア（1564-1616）の『ハムレット』の中の「さても不憫なYorick！ Horatio！ 僕は彼らをよく知っている」からとっている。この芝居のYorickよりもrが一つ多いペンネームを使ってオスラーはある雑誌の編集をしていたが、その雑誌の中で「医師は50歳を過ぎたら引退したほうがよい」という言いすぎた発言をし、人々に誤解を生じさせたようである。

イギリスに移ってみると、そこでも多種の責任がのしかかり、また、1914年に第一次世界大戦が始まってからは、イギリス駐留のカナダ軍病院の最高顧問に推薦され、オスラーは激しく働いた。1919年7月12日の70歳の誕生日の祝いの後には、高熱と一層激しい咳発作が続き、体力が目立って衰えて常時病床に臥すようになった。しかしオスラーはじっと寝てはおらず、床の上に起き上がって方々に手紙を書き、また、今まで引き受けていた役を他に譲りたいという意向を関係者に伝えた。

この年の夏には海岸地方で6週間静養し、この間、内科テキストの改訂版の原稿執筆や、オックスフォード大学文学部から頼まれている米詩人ホイットマンの講義の準備などをした。9月にエジンバラ大学を訪れた帰りにまた風邪をひき、再び不規則な熱が出始め、自分で「百日咳に似た咳」と形容したしつこい咳のために、その後3カ月間臥床の日が続いた。

12月に入ると、グレース夫人や派遣看護師に時々病室の外に出て運動するように勧め、その間をねらってベッドサイドの台の上に紙片を置いて、書き留めたかったいろいろのことを書き残した。オスラーは自分の数多い蔵書の行き先を整理し、大部分は母校マギル大学に、その他の珍しい古本、由緒のある本や資料は、イギリス、アメリカ合衆国、パリ、ライデン（オランダ）の大学の図書館に寄贈するよう指示した。ベッドサイドの台の上に積み重ねた紙片の一枚には、グレース夫人を思っての次の言葉が書かれていた。

「グレースを残して先に旅立つことほど気がかりなことはない。お前を慰める息子アイザック（＝リビアのニックネーム）もいないままに…」

オスラーは、自分で手紙が書けなくなってからは、同郷のカナダの医師の友人に手紙を代筆させ、クリスマス間近にはアメリカ医師会雑誌の編集長宛にクリスマスの祝電を打たせた。

死亡の2週間前からは、咳がますますひどくなったが、ひどい発作はモルヒネの皮下注射で抑えられた。オスラーは「こんなに素晴らしい薬はほかにない」と言っていたが、このモルヒネのためにオスラーはだんだんとうつらうつらする時間が増え、自分で読書する気力はまったく失われた。

オスラーは、17歳の時、恩師ジョンソン牧師から教えられた、医師であり作家でもあったトマス・ブラウン（1605-1682）の『医師の信仰（Religio Medici）』（1643年初版のもの）を枕元に置いて、病床にありながら時々これに目をやった。この本の中にオスラーは震えた鉛筆書きで「この本は私にとってはComes Viae Vitaeque（旅と人生の道連れ）という言葉以上によい表現はない」と記していた。そして「自分が死んだら、生涯の伴侶であったトマス・ブラウンの本を柩の上に置いてほしい」と遺言した。

最後のクリスマス・イブの翌日には自宅で外科処置が行われることになっていた。オスラーは元気な時のクリスマス・イブにはいつもミルトンの「キリスト降誕の朝に」の中の詩を息子に読んで聞かせていた。その息子も今や天に召され、オスラーはこの1629年版のミルトンの初版の詩集を枕元に取り寄せ、「これが最後だ」という気持ちを込めて、自分のためにその一部を読んでもらった。

この月、この幸福な朝
天に在《いま》す永遠《とわ》の神の御子が
婚約中の未婚の処女を母として生まれ
大いなる贖罪をもたらした…

七行詩で四節の詩にすぎないが、オスラーは最後までこの詩を聞き続ける気力もなくなっていた。他方、妻のグレースを一人この世に残す辛さを心の中に秘めて、咳発作と熱とに耐え続けた。そして死の前夜、12月28日に甥のフランシス医師に枕元で静かにコールリッジの「老水夫の歌」の最後を読んでもらった。フランシス医師がオスラーのそばからそっと立ち上がった時、オスラーは甥をまるで子ども扱いして「Nighty-night, darling（さあ、おねんねしましょう）」と呟いた。

12月29日、肺からの出血が止まらず、オスラーの意識はだんだん薄れ、午後4時30分、すべてのバイタルサインが止まった。

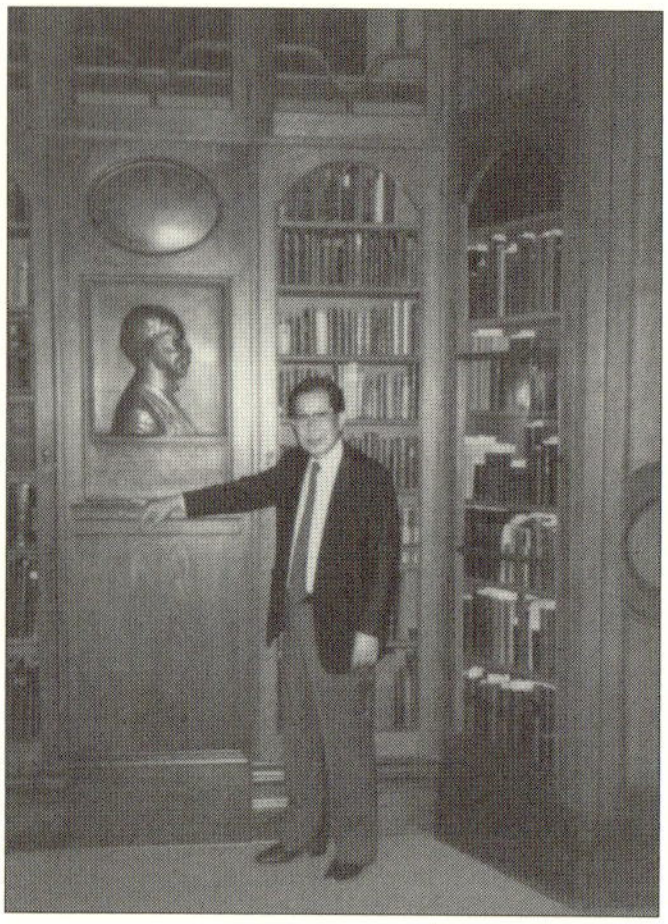
オスラーの遺灰を納めたマギル大学図書館内のオスラー記念ライブラリーにて

彼は愛する妻や姪、友人、主治医に見守られながら、病院でなく、オスラーがいつも若い者たちを招き入れ「Open Arms」と呼ばれた自宅でその生涯を閉じたのだった。

オスラー自身は、自分の病気の予後の悪いことを知り、「自分はGolders Green（死後の楽園のこと）に記帳されている」と言い、また、「自分の剖検をこの目で見られないのが残念だ」と主治医に語っていた。オスラーは病床についても、第一次世界大戦で戦死した息子を思い出してはいつも涙を拭いていたのだった。

死亡1カ月前からの病状については、次の病床日記で一切がわかると思う。

12月3日　膿胸が疑われての胸腔穿刺。しかし白色液が少量とれたのみ
12月4日　再穿刺成功
12月20日　長針を用いて肺内穿刺で4～5リットルの排膿あり
12月21日　自宅で外科医により麻酔下胸腔内にドレーン挿入。排膿は3日で止まった
12月25日　自宅で右側の肋骨の一部の切除が行われ、膿病巣が調べられたが発見されず
12月29日　午前肺膿瘍が破れ、胸腔に大出血があり、午後4時30分死亡

剖検はオスラーが生前に指名した通り、内科の主治医であり、また病理解剖医でもあったギブソン医師によって行われた。遺体は遺言通りに火葬され、遺灰はオスラーの母校マギル大学図書館内のオスラー記念ライブラリーに納められている。

私とオスラーとの運命的な出会い

大佐がプレゼントしてくれた『平静の心』

私がオスラーを知ったのは第二次世界大戦の終戦直後だった。

太平洋戦争が始まってから、私が勤めていた聖路加国際病院（東京都中央区）の医師にも続々と召集令状が来たが、私は学生時に結核で休学していたこともあって召集はなく、院長の橋本寛敏先生（1890-1974）から内科医として勤務する辞令をもらった。戦時中は何度にもわたるアメリカ軍の空爆下で病院を守った。後になってわかったことだが、連合国軍は聖路加国際病院を接収する計画を持っていたため爆撃をしなかったのである。

終戦直後、GHQ（連合国軍最高司令官総司令部）の命令で病院が連合国軍に接収されるという、私たちにとっては予測もしていなかったことが起きた。GHQの命令だからどうしようもないと、私たちはベッドやレントゲン装置などを置いたまま病院を解散し、600人ほどいた従業員を4分の1の150人に減らして、聖路加のそばにあった使用されていない15床の有床診療所（元の都立整形外科病院）で診療を開始した。

聖路加国際病院はアメリカの陸軍第42病院になり、私は連合国軍との折衝に当たった。新しく陸軍第42病院の病院長として赴任したのはバワーズ軍医大佐であった。私は軍による病院接収はやむを得ないとしても、病院のメディカル・ライブラリーにあるアメリカの文献を読ませてほしいと思い、バワーズ大佐に「ライブラリーに出入りできるパスをください」とお願いした。すると、バワーズ大佐は、私に限って例外的に認めると言って、自由に入館できるパスをくださった。当時の私はこんなに良い出来事はないと嬉しく思った。

私は毎日、仕事が終わるとライブラリーに足を運んだが、そこで本を読んでいると、「オスラーはこう言った」という文章がよく出てくることに気づいた。オスラーという名前は聞いたことがなかったので、どんな人物かと興味を持つようになった。何とかオスラーの本を手に入れたいと思っていたところ、バワーズ大佐が、戦争中病院船内で毎夜読んでいたというオスラーの講演集『平静の心』を私にプレゼントしてくれた。この本は、バワーズ大佐が医学部卒業時に製薬会社のリリー社から寄贈されたものであった。私はそれを熟読し、オスラーは文学的・哲学的資質の豊かな偉大な医学者であることを知った。

『オスラー博士の生涯』を書く

オスラーの弟子で、後に世界的脳外科医として有名になったクッシング（1869-1939）が書いた『ウィリアム・オスラー卿の生涯』というピューリッツァー賞受賞作も読んだ。日本の医学界に早くオスラーのことを知らせたいと思い、私は1948年に『アメリカ医学の開拓者――オスラー博士の生涯』と題したオスラーの小伝を中央医学社という出版社から出した。私が描いたオスラーの顔を表紙にした本だが、紙が稀少な時代だったため1000部しか刷ることができなかった。

　しかし、1991年に岩波書店が「これは歴史的価値のある本だ」ということで

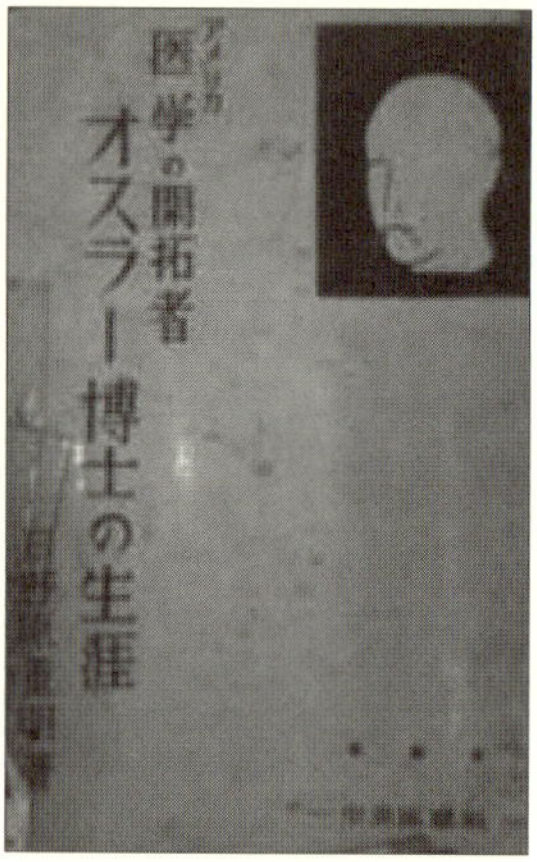

『アメリカ医学の開拓者―オスラー博士の生涯』

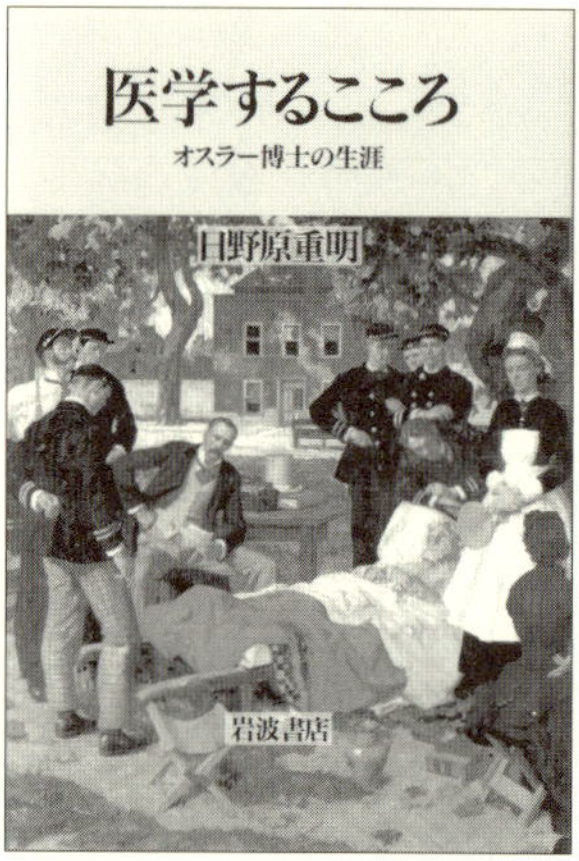

復刻版として出版された『医学するこころ―オスラー博士の生涯』

『医学するこころ―オスラー博士の生涯』という題で復刻版を出してくれた。今は文庫化されているので、興味のある方はぜひご一読いただきたい。

オスラーの人生指針＝ゴールデンルールズ―――

「今日の仕事を精一杯やり、明日のことを思い煩うな」

オスラーの講演集『平静の心』には次のような言葉がある。

「私には理想とするものが三つある。

第一は、今日の仕事を精一杯やり、明日について思い煩わないこと。

第二は、力の及ぶ限り、同僚や自分がケアする患者に黄金律を実行すること。

第三は、たとえ成功しても謙虚な心を持ち、慢心することなく友人たちの愛情を受けることができ、悲しみの日が訪れた時には人間に相応しい勇気を持って事に当たることができるような、そういう平静の心を培うこと」

この中の「黄金律」という言葉は、新約聖書の「マタイによる福音書」7章12節にある「何ごとでも人々からしてほしいと望むことは、人々にもその通りにせよ」を指す。私は医学生向けに『平静の心』を日本語に訳し、『平静の心―オスラー博士講演集』(医学書院)というタイトルで出版し、前出の『医の道を求めて』でもこのオスラーの人生指針を強調した。

オスラーの三つの指針は、私のゴールデンルールズでもある。人間というのは明日のことを思い煩ってくよくよしがちなので、「今日の仕事を精一杯やり、明日のことを思い煩うな」という言葉はいつも私の心の支えになっている。

オスラーは、体調が悪くなり、ジョンズ・ホプキンス大学教授を辞してイギリスのオックスフォード大学に移った後も、時々アメリカの大学から講演を頼まれた。ある時、オスラーは大西洋を航海する船の上でこう考えた。大きな船には安全を確保するための「防水区隔室」があるように、人生においても良い意味での隔壁が必要だと。エール大学での講演でその話をして、「ただその日一日を、その日の仕事を全うするために生きる」生き方、昨日と今日、今日と明日の間に隔壁を設ける「防日区隔室」の中の生活の実践を医学生たちに呼びかけた。昨日のことは忘れ、明日のことも思い煩わなくていい。ただ今日一日のために生きる、そのような生き方を習慣づけよと。

ゴールデンルールズは、ある時にしか使えないというものではない。オスラーの人生指針は、いついかなる時にも使える普遍性がある。

医学をするためには行動科学も欠かせない

オスラーは「医師の仕事の三分の一は、専門書以外の範疇に入るものである」と述べ、表の10冊を医学生必読の書として指定した。これらの本を就寝前の30分間読むように勧め、これを「ベッドサイド・ライブラリー」と呼んだ。

この中にあるトマス・ブラウンの『医師の信仰』は、オスラーが自分の死後、息子のリビアに譲るつもりで「この本をE・R・オスラーに渡す。——マギル大学ではなくて」と見返しに記すほど大切にしていたものだが、今の私が読んでもなかなか難しい。トマス・ブラウンがこの本を出版したのは1643年、38歳の頃であったというのだから、彼こそ天才と言えよう。非常に難解な本である。

オスラーの「医学生のためのベッドサイド・ライブラリー」

1	旧約・新約聖書	
2	シェイクスピア(1564-1616)	イギリスの劇作家
3	モンテーニュ(1533-1592)	フランスのモラリスト 『エセー』など
4	プルターク(46頃-120以降)の『英雄伝』	ローマ帝政期の著述家
5	マルクス・アウレリウス(121-180)	ローマ皇帝 『自省録』など
6	エピクテトス(55-135)	ギリシアのストア派哲学者 『要録』など
7	トマス・ブラウン(1605-1682)	イギリスの医師、著述家 『医師の信仰』など
8	セルバンテス(1547-1616)の『ドン・キホーテ』	スペインの作家
9	エマーソン(1803-1882)	アメリカの思想家、詩人
10	オリバー・ウェンデル・ホームズ(1809-1894)	アメリカの医学者、ダートマス大学解剖学教授、随筆家、詩人 『朝の食卓シリーズ』など

医師というのは、ただ医学を学ぶだけでは十分ではない。文学や哲学、あるいは美術、音楽、社会学などを学び、しかも上辺だけをなぞるのではなく、よく消化する必要がある。それがまた医療の中に生きてくる。

オスラーは「人の心も体も習慣がつくる」と言った。人間形成には習慣が必要である。人間形成をする習慣とはどのようなものかという習慣論を私はオスラーから学んだ。

医学をするためには心理学が必要だが、それ以上に行動科学（behavior science）が必要ではないか。そのためには医学教育の中に行動科学をも導入し、学生に教える必要がある。しかし、日本のどこの医学部にも心理学の先生はいるが、行動科学の先生はいないのが現状である。

医学は看護とマージしないと使命を果たせない――

「チーム・ベースド・ラーニング」の実践を

私はこれまで医学概論に関する論文をいくつも書いてきた。最初の頃はサイエンスとしての医学を追究していたが、次第に、医学という単独の学問が存在するのではなく、広い意味の医学――臨床医学、基礎医学、予防医学、リハビリテーション医学、そして看取りの医学へと拡大していく医学――の像を抱くようになり、「医学は看護とマージ（融合）する必要があり、単独では使命を果たすことはできない」と考えるに至った。だから、私が医学概論について語る時は、看護学概論もその中に含ませている。予防医学、臨床医学、リハビリテーション医学、看取りの医学が良い方向に実現されるためには、看護というものが深く入り込んだ医学概論を考える必要があると思っている。

教育においても、これまでは医学生に対する教育の領域、看護学生に対する教育の領域、薬学生に対する教育の領域がそれぞれ定められ、区別されてきた。しかし、これから医学、看護学、薬学を学ぶ学生は、「共に学ぶ」方向、「チーム・ベースド・ラーニング」(Team-Based Learning)の方向に行くべきだと考えている。

「チーム・ベースド・ラーニング」は、1970年代後半、アメリカ・オクラホマ大学のラリー・K・ミカエルソン教授によって編み出された教育法である。医学生や看護学生、あるいはリハビリテーションを学ぶ者は、分断されて勉強するのではなく、この教育法に基づいて、その初歩の段階にある時から一緒に学ぶべきである。現場に出た時は初めからチームで働くのだから、医学部の講義、看護学部の講義と分けるのではなく、チームを念頭に置きながら、最初から「チーム・ベースド・ラーニング」の考え方で学んだほうがいい。そこで学んだことが現場で実現される時には、素晴らしいチーム力が発揮されるであろう。

新しい医学教育、看護教育を実践しているカナダのマクマスター大学では、医学生と看護学生が一緒に講義を聴き、実習をする。私は日本の医学教育、看護教育もこのような方向に進むべきだと強く感じている。

リベラルアーツの教育は必須

医の「技」、看護の「技」を大切にする医学は、オスラーの時代からすでに実践されていた。「技」は、単なる技術ではなく、より根源的な「アート」を表現している。昔は医学、生理学、解剖学、生化学と看護のサイエンスは区別されていたが、「技」という言葉の中にインテグレート（統合）されていくべきだと私は考え、いろいろな講演でオスラーの精神を伝えてきた。

どのようなものでも専門性は必要だが、専門性がありながら、互いに絡み合って実践されるものが本当の医学であり看護である。医師やナースには、もっともっと医学と看護をインテグレートした医学概論が必要ではないかと考えている。

リベラルアーツの習得も非常に重要だ。生物学、統計学、化学、心理学、社会学、教育学、文学、倫理学などを習得しないと一人前の医師や看護師にはなれない。そういう意味で日本の教育制度はもっと改革しなくてはならない。

すべての人間に共通して訪れる人間の終末期や死に対しての教育は、医師、看護師、その他の医療関係職種にも必須のものである。これから医療、看護、介護を学ぶ若者たちは、「人間」を理解すると同時に「いのちの尊厳」を理解する感性と知性とを持つ必要がある。そのためにリベラルアーツの教育は必須であるということを強調したい。

音楽・宗教・哲学と医学の交わり

音楽には癒しの力がある

私はこれまで、日本の医学への音楽療法の導入にも力を注いできた。

音楽には癒しの力があるということを私が初めて知ったのは、1981年にアメリカやカナダのホスピスを訪れ、そこで行われている音楽療法を見学した時である。「音楽には本当にそんな力があるのか」と思い、その2年後にカナダのブリティッシュ・コロンビア大学病院に見学に行き、音楽療法士として働くドリーン・アレキサンダー女史に会った。

私はそこで、死が差し迫っているがん末期のフィリピン国籍の男性患者に対して彼女がどのようなミュージック・セラピーを行ったかを直接聞いた。その患者は「自分が死んだら自分の家系は誰もいなくなる。その思いを詩に書いたから作曲して歌ってほしい」と彼女に懇願した。彼女は即興で曲を作り、その場でギターを弾きながら歌った。患者はとても喜んで「来週、もう一度同じ歌を歌ってください」と言った。彼女はオフィスに帰って、その曲を楽譜に書き留め、1週間後にまた同じ音楽をギターで演奏した。患者は「安心したので、もう死んでもいい」と感激した。そういう実例に触れ、私は「音楽には癒しの力がある」ということを確信した。

それと同時に、なぜ音楽は人を癒すのか、その証拠を出すための医学的研究が必要だとも感じた。「音楽を聴いたら気持ちがよかった」というだけでなく、音楽による癒しが生理学的にどのような影響を与えているかという研究が必要だと考えたのである。そこで、聖路加国際病院心療内科の篠田知璋《ともあき》先生というピアノが上手な医師とともに1986年に日本バイオミュージック研究会を立ち上げ、音楽による癒しのサイエンス、証拠を得るための研究を始めた。

その後、私は2001年に発足した日本音楽療法学会の理事長に推薦され、音楽療法の啓発・普及や音楽療法士の資質向上に努めてきた。学会では現在、独自に音楽療法士の資格認定を行っているが、音楽療法士を国家資格にすることが私の長年の目標である。

音楽療法はカナダやドイツ、アメリカで非常に発達している。全米音楽療法協会を創設したE・セイヤー・ガストン（1901-1970）は「音楽が楽々と人と人の心を通わせていることが言葉でもできるなら、音楽など存在しなかったし、音楽が生まれる必要もなかっただろう」（There would be no music and no need for it, if it were possible to communicate verbally that which is easily communicated musically）という言葉を残しているが、この言葉は音楽療法の真髄に接している。

宗教や哲学と交わることで医学は発展する

医学は宗教とも合一しやすい。日本人の文化には仏教、キリスト教その他いろいろな宗教が混ざり合っている。それぞれの宗教にはそれぞれの価値観や特徴があるが、魂の奥底に食い込むものはどの宗教にもある。西洋哲学にも東洋哲学にもそれはある。禅宗という仏教の流れには、瞑想する中で他力の影響を受け、その人間の精神なり魂が高められるということがある。宗教をサイエンスとしての医学や看護にどうマージさせるかも今後の重要な課題ではないか。

私はクリスチャンだが、仏教にも学ぶべきところがたくさんあると考えている。お経を唱えることは、キリスト教のお祈りをすることに相当する。キリスト教では「天にまします神よ。今日の糧を与えてくださったことを感謝します。私たちが犯す過ち、それが許されるように、人の過ちをも許すような人間にしてください」とお祈りをする。この祈りは、イエス・キリストが弟子たちに教えた「主の祈り」(Lord's Prayer)として有名である。仏教の念仏は「南無阿弥陀仏」という短い言葉だが、自分が楽になったり商売が繁盛したりするために唱えるものではなく、自分自身が元気を与えられ、役割・使命を果たせるよう精神統一をするために唱えるのである。この精神の統一が私たちの健康にも大きく関わってくるのではないかと考えている。

私は仏教哲学者・鈴木大拙先生（1870-1966）の主治医をしていたことから、仏教や禅のことに関心を持つようになった。大拙先生の言う「無事（むじ）」という難解な言葉の意味も少しはわかってきた。大拙先生が残した「それはそれとして」という言葉も実に面白い。いろいろ行き詰ることがあった時、「それはそれとして」と言うと気持ちが転換され、解決につながっていくことがある。

日本の医学部には宗教の教育がほとんどない。アメリカでは神学部の教授が医学生に宗教のことを話すのが通例になっているが、日本ではそういうことがない。いのちの問題を話題にする時も、物としての身体の面が強く出てしまい、精神・心への介入がまだまだ足りない。

医学生は哲学も大いに学ぶべきである。オスラーのテキストには哲学者の言葉がたくさん登場する。医学教育のカリキュラムにおいては、基本的な人間の生命論について学生が専門家と語り合う時間がもっと必要ではないか。私の癒しの医学も、音楽や宗教、哲学と交わることでさらに発展し、考えもますます広がっている。

医師は「言葉を使うプロフェッショナル」

「未確定なところがあれば言わないほうがいい」

オスラーの『内科学の原理と実践』の冒頭には、プラトン（紀元前427-紀元前347）の「医学は、患者の体質を考慮し、それぞれのケースに働きかけることを原理としたアートである」（『ゴルギアス』）という言葉が掲げられているが、プラトンはソクラテスの言葉としてこのようにも記している。「医師もまた言葉を使うプロフェッショナルである」（同）と。

医師は、ただ病気の説明をするのではなく、どういう雰囲気で、どういう表現の仕方で病状を説明するかを考える義務がある。単に病気の説明やがんの告知をするのではなく、どういう言葉を選択し、どのように使うべきかを考える。言葉をうまく使うプロこそが医師であり、その言葉の使い方が医の技、医のアートである。

オスラーが言ったように、医学にはサイエンティフィックな面とアートとしての技の面がある。アートとしての技は患者とのコミュニケーションに深く関係する。

私は、フィリップ・A・タマルティが書いた『The Effective Clinician』という本を翻訳したことがある（医学書院刊『よき臨床医をめざして―全人的アプローチ』）。タマルティはオスラーの孫弟子で、ジョンズ・ホプキンス大学の教授を務めた。彼は「患者に病名を告げる時、未確定なところがあれば、それは言わないほうがいい」と言っている。必ずそうなるのかまだわからない時に、患者が心配するようなことはむしろ言わないほうがいいと。

主治医になると、どうしても患者や家族に対して「こうなると転移して、このような症状が出る」と詳しく説明することが医師の責務のように考えてしまう。つい未確定なデータまで口にしてしまい、結果的には診断が間違っていたということもある。言いすぎることなく、未確定なこと、不確かなことがあれば言わないほうがいいというタマルティの言葉に触れ、私は真心を持って言葉を上手に操ることがいかに大切かを知った。

患者は自分の病気に対して不安を持っている。不安を持っている患者に「この手術の成功率は何パーセントだ」と大きなストレスを与えるような言葉を使うべきか。患者が「成功率はどの程度か」と聞いた時、医師が「成功率は60パーセント。これがうまくいくように全力を尽くします」と言うことがあるが、「60パーセント」という数字をもって答えることが、いかに患者にとってストレスかということをよく考えてほしい。

正しいことを伝えることが重要なのではない

以前、東北地方の患者で、どうしても私に主治医になってほしいという人がいた。ご主人がある病院でがんの検診を受け、「3日ぐらいしたら結果を知らせます」と言われたので3日後に病院に行ってみたら、担当の医師が「ちょっと、ちょっと」と声をかけてきて、歩きながら「あなたのご主人、がんの反応が出ましたよ」と言ったという。患者・家族にとって大切なことを、廊下を歩きながら「ちょっと、ちょっと」と言って告げるような医師を主治医にすることはできない。「だから先生、遠いけれども聖路加で診てほしいのです」と私に救いを求めてきたのである。

インフォームド・コンセントというものは「こういう結果が出たからがんです」と率直に正しいことを伝えることだと考える人が多いが、重要なのは言い方である。私はそういう時は、「1週間後にいろんなことがわかるから、お話ししましょう」と言って、また来てもらう。患者には「どこの部屋で話したらいいか」ということも聞く。部屋に入って座ってもらったら、窓をどうするかということも考えて、私と患者との会話のタッチを最良の状態にするようにセッティングをする。そして患者に少しずつ病気のことを説明する。

慎重なものの言い方が必要だというタマルティの忠告は非常に大切であり、私はいつもそれを実践しようと心がけている。

医師のうちにある悪魔的な欲望

ある心臓外科医の告白

患者と医師の関係について考えさせられるエピソードとして、こんな話を聞いたことがある。

ある大学教授が退官する時、教授や学生を集めた退官講義で「私は皆さんの前で告白したいことがある」と語り始めた。

彼がその大学でまだ駆け出しの心臓外科医だった頃、上司が学会出張で不在中に小児の患者が受診してきた。彼は「待っていました」とばかりに、自分の技術が十分でないのに手術を試み、結果、子どもは死んでしまった。その時、その子の母親は「先生はここで立派な心臓外科の先生になれるでしょう。しかし、退官の時には私の家に来て、亡くなった子どものお参りをしてください」と言った。

その教授はそう告白し、「これから私はその子どもの位牌に手を合わせてきます」と言って、退官講義の後、その子どもの家に向かったという。

この話を聞いて私は、患者とのコミュニケーションの大切さ、そして、自分の実力に自信がないのに手術をするようなことはあってはいけないということを学んだ。

医師は誰もが業績を上げることに夢中になる。最近も、降圧薬の臨床研究に関連してデータ操作を行い、良い結果が報告され、それが論文になり、薬の売上げが伸びるという利益相反の問題がいろいろ指摘されているが、もっと「医師の良心」を人間として錬磨しないといけない。人間としての錬磨が足りないと、いま述べたような過ちを犯すことになる。ある事実を捏造するということは、「何とか良いデータにしたい」という誘惑に研究者が負けるということである。

〈私－それ〉関係に悪魔的なものが潜む

ある大学で実際にあった話だが、大学の研究室の冷蔵庫に保管していた血清を別の研究者が破棄したという例もある。このように、どのような手段を使ってもライバルに勝とうという悪魔的な欲望が医師の中にはある。

春の学会まで3カ月の間に膵臓がんの手術の症例をあと3例集めて100例報告したいと考えている研究者がいたとする。「背中が痛い」あるいは「なぜかわからないが、食欲がなくなった」と訴える人に膵臓がんが比較的多いが、そのような時に、外来に「最近痩せてきた」などと訴える患者が来ると、その研究者は「ここで膵臓がんが発見されれば業績が上がる」「この患者ががんであってほしい」という悪魔的な思いにかられる。

しかし、自分の子どもや孫、妻、親しい友人を診察する時は、たとえ膵臓がんを疑う症状があったとしても、「これは疑いであり、実際はそうでなかったらいい」という気持ちを持つはずである。このように医師の態度というものは二通りに分かれるのである。

マルティン・ブーバー（１８７８-１９６５）という哲学者が『我と汝』の中で、世界は人間のとる態度によって〈私 - あなた〉〈私 - それ〉の二つとなると言った。「あなた」（ｙｏｕ）は尊敬する人間に対する言い方だが、相手を「それ」（ｉｔ）と考えると、私たち医師は「自分の診断が合えばよい」という悪魔的な希望を持ちやすい。しかし、「この人は私にとって大切な人間だ」と思えば、自分の診断が外れたほうがよいと思うことができる。ｙｏｕではなくｉｔへの関係に私は悪魔的なものを見る。人間にはどうしても名誉心というものがあるが、私たち医師が患者を前にする時は、そういう心を持つべきではない。

助手がつくった研究を自分が行ったものであるかのように報告し、それが認められると、多額の資金が研究室に入る。こういった例はこれまで数え切れないほどある。世の中には性善説と性悪説と二つの考え方があるが、私たち医師は、人間にはそういう悪魔的な考えがあるということをよく認識し、常に自らを戒める必要がある。

医師は患者に学ぶことによって成長する

今も心に残る16歳の女工の死

私は1983年に出した『死をどう生きたか―私の心に残る人びと』（中公新書）という本の中で、私の医師としての人生に特に大きな影響を与えた患者について書いた。最初に出てくるのが16歳の滋賀県の女工である。父親はなく、お金がないから女学校に行けず、母とともに紡績工場の女工として働いていたのだが、結核性腹膜炎と診断され、京都大学附属病院に入院した。そして彼女は、私が大学を卒業して初めて担当する患者になった。

彼女は次第にものを食べることができなくなり、腹痛が続き、苦しみが増していった。2カ月後に私が朝回診した時、その少女は「先生、私はもうこれで死んでいくような気がします」と言った。私は「今日は日曜日で、お母さんが午後から来られるから頑張りなさいよ」と激励したが、「お母さんには会えないと思います。お母さんには心配をかけ続けで、申し訳なく思っています。先生からお母さんによろしく伝えてください」と言う。私は「とんでもない」と思い、「死んでゆくなんてことはないから元気を出しなさい」と言った。そして大きな声で看護師を呼び、カンフル剤を持ってこさせた。しかし「頑張れ、頑張れ」と言って注射をしているうちに、その少女は亡くなった。

亡くなってしまってから私は彼女の枕元でこう思った。なぜあの時、「お母さんによくお礼の言葉を伝えておくから、安心して成仏をしなさいよ」と言えなかったのか。強心剤を注射するよりも、顔色や言葉から判断して、もっと彼女の手を強く握っていてあげなかったのか。そう省みて、私の主治医としてのあり方は間違っていたということに気づいた。臨床家は患者から学ぶということ、患者の言葉や態度から私たちは本当の臨床医学を学ぶということを私はつくづく感じた。だから『死をどう生きたか』の最初の章に彼女のことを書いたのである。

「患者を支え、慰めることはいつでもできる」

「癒すことは時々しかできない。苦しみを軽くすることはしばしばできる。しかし、患者を支え、慰めることはいつでもできる」（To Cure Sometimes, To Relieve Often, To Comfort Always）

これは、私が講演などでしばしば引用する、近代外科学の父アンブロワズ・パレ（1510-1590）の言葉である。医師、看護師は死にゆく患者と関わる中で、医学、看護がアートであり、患者を支え慰めることはいつでもできるということを学ぶ。私は今でも「医師は患者から学ぶことによって成長する」と考えている。

Ⅱ　医師として成熟するための数々の試練

姉と競い合った少年時代

僕は負けず嫌いで我が強かった

オスラーは〝やんちゃ〟な性格だったが、私は子どもの頃から大の負けず嫌いだった。とにかく我が強いので、母は学校の先生に「この子は良くなればいいけれど、悪くなれば大変な不良少年になる」とよく言われた。

小学1年生の頃のこと。食事が遅かったか何かで家の中でゴタゴタがあって、学校に行く時間が遅れそうになったことがある。そういう時、私の1歳上の姉は「遅れた」と言って泣きながら学校に行くのだけれど、私は「遅れるのはいやだ。もう学校には行かない」と言ってきかない。そして、濡れているお勝手の土間に座り込んで、母から「学校に行きなさい」と言われても「いやだ」と我を通して困らせたらしい。

1歳上の姉は私と364日違い。私が10月4日生まれで、姉は前の年の10月5日生まれ。だから互いに競い合い、私は「姉さんができないことをやりたい」といつも考えていた。その頃の小学校では1年生の時にカタカナ、2年生の時にひらがなを習うのだが、「姉さんがカタカナから学ぶのなら」と私はひらがなから先に学ぶことにした。

ひらがなは母から習った。廊下を拭いている母のところに「ろ」の字を持っていって、「これはどう読むの?」と発音の仕方を習ったのを今でもよく覚えている。父は牧師、母も熱心なキリスト教徒だったから、毎朝食事の前には家庭礼拝があった。しかし、聖書はひらがなでルビが付いているから、輪読をする時に姉は読めない。私が読むと、姉は「いつも自分を追い抜いていく」と悔しがった。私はライバルの上を行っているという優越感を覚えていた。

体験から真実や哲学を引き出すくせ

当時の牧師の家庭は収入が非常に少なく、私は三輪車や自転車を買ってもらえなかった。ある家庭の奥さんが、子どもが亡くなったからと言って「おたくの坊やにこれを寄付します」と自転車を持ってきてくれたことがある。私は嬉しかったけれど、亡くなった子どもの自転車をもらって喜ぶのはおかしいと思い、心から喜ぶことができなかった。「自転車に乗るのは楽しいけれど、悪いなあ」などと、小学生の頃から物事の裏側ばかりを考えていた記憶が今も残っている。

体験から真実や哲学を引き出そうとするくせも子どもの頃からあった。関西学院中等部在学中、アメリカ人の先生の家にお呼ばれして行った時、アップルパイをごちそうになった。宣教師の先生で給料が多くなかったので、時間の経った安いリンゴをマーケットで買ってきて作るのだが、傷んでいてもパイを作るのには関係がないから、それがとてもおいしかった。みんなで食べた後、その先生が奥さんと一緒に台所に立ってお皿を洗っているのを見て、「日本人とは違うなあ」と驚いたことを覚えている。

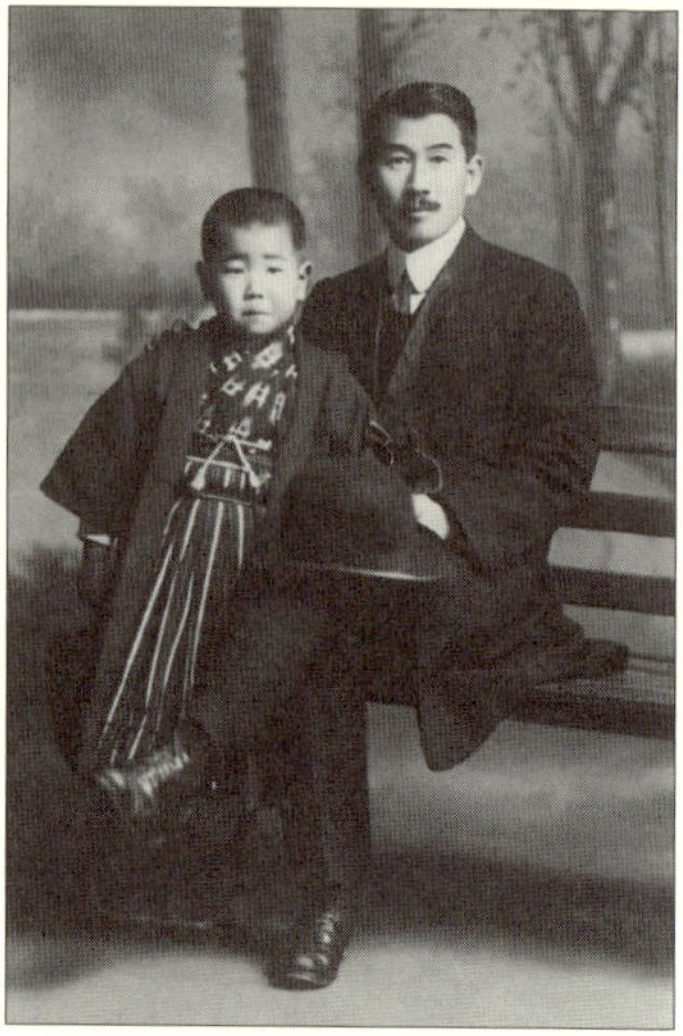

小学1年生の頃の著者と牧師の父

中学1年生の頃、父が教会で説教をした時、ロバート・ブラウニング（1812–1889）というイギリスの宮廷詩人の「天に大きな輪を描き、その輪の弧（arc）となるよう手を広げなさい」という言葉を紹介した。将来のビジョンを描く時、小さな輪であれば自分が生きている間に完成させることができるかもしれない。大きな輪を描くと弧が水平に近いものとなり、生きている間には完成しない。しかし、その大きな輪の弧となるよう行動せよ、という教えである。

父の説教には、「ビジョン」(vision＝V1)を大きく描き、「勇気ある行動」(venture＝V2)をすれば、遠からず未来に「勝利」(victory＝V3)が得られるというものもあった。私は父から受け継いだこの「三つのV」の話を講演に使うことがよくある。

私の著述や講演のもとには、少年時代のたくさんの体験がある。

左翼思想に傾倒した三高時代

1年生代表としてストライキに参加

中学4年生の時、医者になろうと決心し、岡山の第六高等学校を受けたが、失敗した。

私の在学していた関西学院中学部ではまだ習っていなかった幾何などの問題が出たから解けなかったのである。それからきちんと準備をして、5年生で京都の第三高等学校（三高）を受験し、理科甲類に合格した。

三高ではリベラルアーツを学んだ。旧制高校は、理科の学生でも哲学や倫理、文学、美術など文科の授業を聴くことができた。そこで学んだことがその後の私の教養に貢献している。

三高生でありながら私は京都帝国大学にもぐり込み、文学部の西田幾多郎先生（1870-1945）や田辺元先生（1889-1962）の哲学の授業を聴いたり、左翼で有名な法学部の河上肇先生（1879-1946）が袴姿で原稿なしで講義をするのを見て感動したりした。左翼がかった学生が多い弁論部に入ったこともあり、私もだんだん左翼思想に傾倒していった。

1年生の時にはストライキも経験した。「軍事教育反対」と言って現役の大佐の教官のおしりを銃で殴った学生たちがいて、それが大きな事件になり、その学生たちを退学させるという騒ぎになった。上級生たちはその学生たちを支援し、「三高の自由のために」をスローガンに寮に閉じこもって授業をボイコットした。私は全学ストライキの1年生代表になり、退学撤回を求める嘆願書を書いて校長のところに持っていく時にも、後ろにくっついていった。結局、その事件では30人以上が退学処分となったが、私は1年生であったため処分を免れた。

キリスト教的社会主義の考えに共鳴

左翼思想といっても、私の場合はキリスト教の「兄弟愛」に近く「貧富の差をなくして平等にすべきだ」というものだった。キリスト教と共産主義とは両立するという賀川豊彦先生（1888-1960）のキリスト教的社会主義の考えに私は非常に共鳴した。

後に私は、腎不全で自宅療養中の賀川先生の主治医を担当した。亡くなる2、3日前に自宅を訪れると、賀川先生は2階で寝ておられ、私は書庫に続く応接間に通された。奥さんに「ちょっと床をきれいにするから待ってください」と言われ、待っている間に書庫に入ってみると、オスラーの内科テキストの第16版があった。当時日本のどの医学図書館にもなかったオスラーの内科テキストを賀川先生の書棚に発見して驚いた。

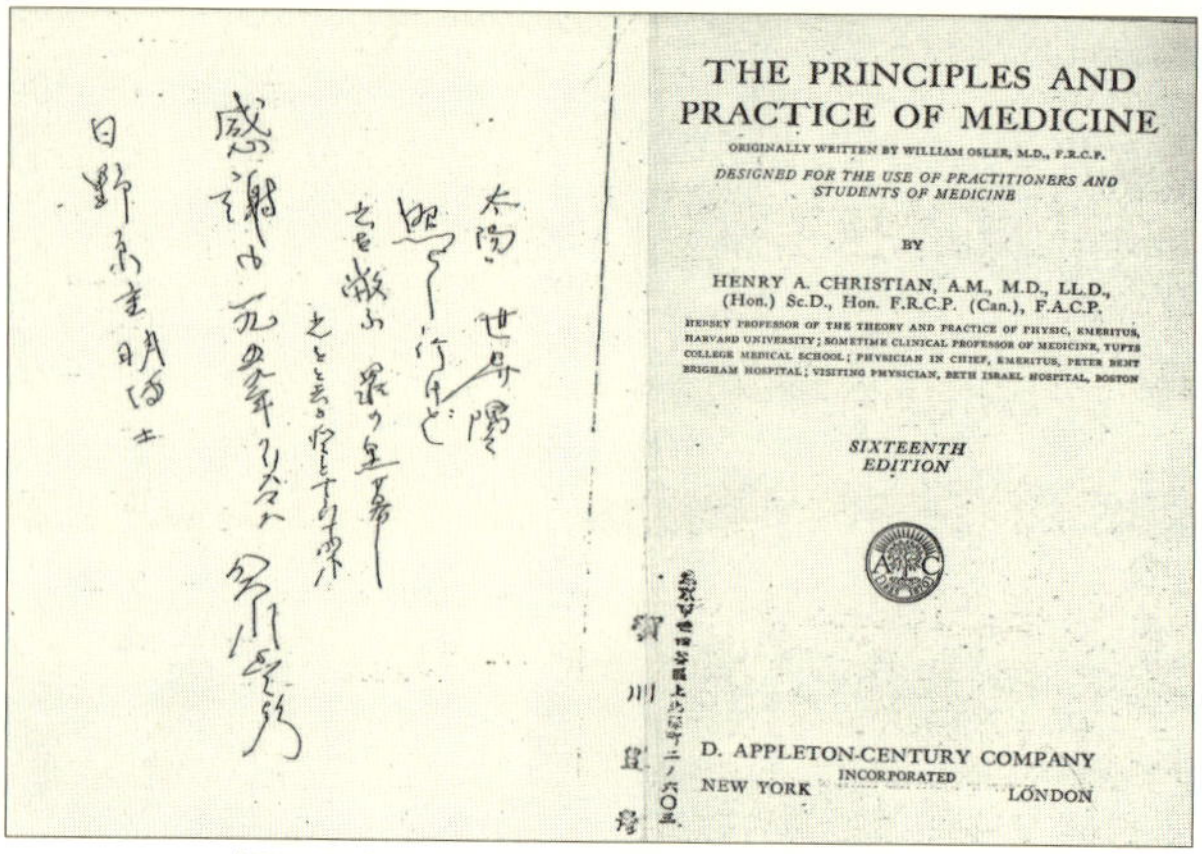

賀川先生から贈られたオスラーの内科テキスト

賀川先生に「先生、どうしてこの本を持っているのですか」とお尋ねすると、先生は「私は以前から医学の専門書を読むのが好きで、それを知っているアメリカのプリンストン大学の友人が、戦後送ってくれました」と笑顔で話された。

賀川先生はプリンストン大学で生物学や天文学を学んでいたので、医師の友人も多かった。賀川先生は「これを形見代わりに君にあげる」と言って、本の扉に「太陽は、世界の隅々を照らし行けど、之を蔽ふ罪の黒幕、之をとり去る愛と十字架」と書いて私にプレゼントしてくださった。

その本は今も、聖路加国際病院にある日本オスラー協会のライブラリーに保存してある。

真下内科で食道内心音の研究に打ち込む

肺結核と胸膜炎に苦しんだ医学生時代

このまま医者になるか、文学、哲学の道に進むか、高校時代、私の心は揺れ動いた。結局、京都帝大医学部を第一志望とし、無事合格することができた。しかし2年に進級する直前で、肺結核と湿性胸膜炎を発症した。当時は結核の化学療法はなく、患者は自宅で養生するしかなかった。その頃、父が広島女学院というミッションスクールの院長に赴任していたので、私は大学を休学し、広島で1年間療養生活を送った。それでも十分には治らず、復学した後も体調の悪い状態が続いたが、何とか卒業までこぎ着けることができた。

私は最初、手先が器用だから自分は外科医に向いていると思っていた。しかし肺結核と胸膜炎で休学して身体に自信がなくなったので、卒業する時には「精神科医になろうか」と考えた。そこで精神科の助教授に相談したら、「精神科に来る病人は精神病だけでなく、いろいろな病気を持っている。先に内科をやってから精神科に来たらどうか」とアドバイ

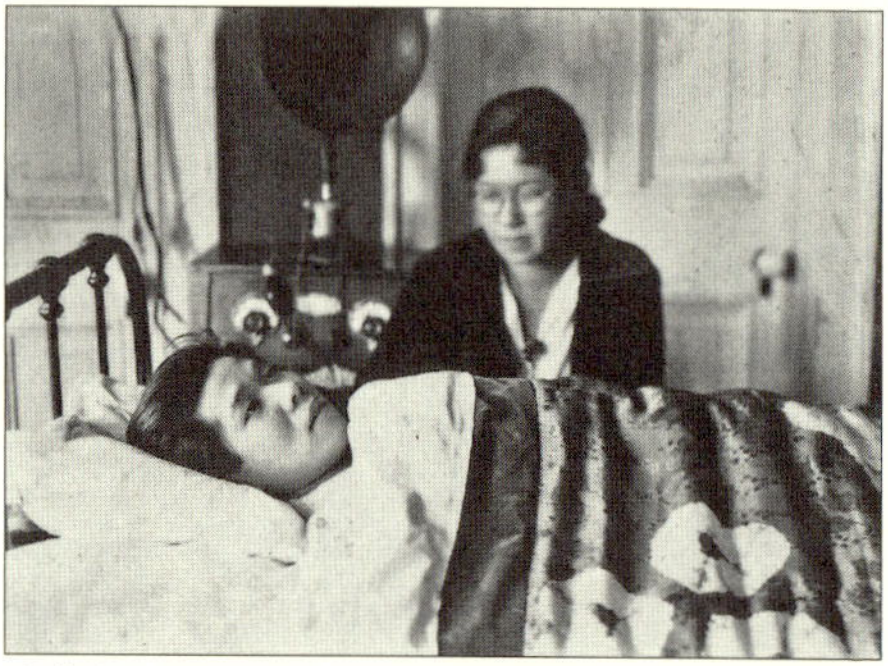

療養中の著者と妹。妹の後ろにビクターの蓄音機が見える。音楽が大きな慰めだった

スしてくれた。

「なるほどそうだ」と思い、私は循環器を専門にしている真下俊一《ましもとしかず》教授（1888-1945）の内科に入局することにした。真下教授は、ケンブリッジ大学に留学をしてイギリス式の医学を学んだ人で、ティーチングが非常に上手だった。ME（メディカル・エレクトロニクス）のパイオニアで、診断学の講義の時に心臓の音をマイクロフォンで拡大して聴かせるなどして、学生に人気があった。

私は真下先生の診断学の時間に、人の病気の診断をどのようにして決定するかというロジックや、問診したり、打診したり、聴診器を当てたりする技法を学んだ。現代の医学生の多くはアメリカ製のリットマン式聴診器を使うが、明治、大正、そして私が医学生だった頃は日本では鬼束式聴診器を使った。これは象牙で作られていて、耳の外耳道にその先端のイヤーピースを押し込んで聴くものだった。

余談になるが、両耳用の聴診器を発案したのはオスラーである。オスラーが考案するまでは、聴診器はずっと片耳用のものだった。オスラーは1885年、講演のために訪れたロンドンで、ある医療器械製造会社に両耳用の聴診器を作らせたのであるが、リットマン博士のようにこれに自分の名を付けて発売しなかったため、このことは日本の医師の間でもほとんど知られていない。

心房音の記録に成功

真下内科に入るため、「先生のところで循環器をやりたいと思います」と私がお願いすると、真下先生は「2年間の無給副手だけれど、ここで勉強しなさい」と言われた。その頃は医師国家試験がなく、医学部を卒業して免状を内務省に送るとすぐに医師免許証が与えられた。

2年間の無給副手時代を経て、私は大学院に入り、真下内科の研究室で心臓の研究をすることにした。真下先生は「何か音で研究したらどうか」という方法論だけを示し、研究テーマは与えなかった。「研究というのは自分で決めるものであって、教授が決めるものではない」というのが真下先生の考えだった。

そう言われて非常に当惑したが、私は考えた。心臓の音を拡大するリサーチは世界中にある。しかし、心室の音は胸の上からキャッチできるが、その上にある小さな心房の音は聴こえない。そうであれば、食道内に小さなマイクロフォンを入れて、心臓の真後ろから心房音を録るという研究はできないか。

それから私は毎日、大学の病棟勤務後に研究室に行き、食道内心音の研究に没頭した。真下教授が毎週1回、回診に連れて行く若い物理学講師や、医局の2年上の先輩である小泉治雄助手の手ほどきを受け、心音の録れるマイクロフォンを作ることにした。まず、胃液を採取するゴム管の先の鉛の小片を食道下部まで患者に飲み込んでもらい、電気回路にチョークコイルを挿入した録音装置を作るのに成功した。それを自分で飲み込み、食道下端に止めて、先の部分から心房音が録音できることを確認した。夜半、市電の通るのが減った時を見定めての録音である。

最初は友人たちから「そんなバカなことはやめておけ」と言われたが、そうして心房音の記録に成功し、半年足らずで学位論文の材料が全部揃ってしまった。私はこの研究で、心室の収縮の第1音の前に心房音が出ることを発見したのである。

真下先生に「できました」と報告すると、先生は喜んで、「早く論文を書いたほうがいい。日本語の論文だけでなく、同時に英語でも書きなさい」とアドバイスをしてくれた。真下先生は「論文というのはあまり長くないほうがいい」とも言われた。医学の論文というのは、イントロダクションが長くなりがちだが、論文はできる限り短く書いたほうがいいというのが真下先生の考えだった。英語と日本語の論文は2年で完成し、真下先生が創刊した「日本循環器病学」誌（のちの「Circulation Journal」）に掲載された。

アメリカの一流医学誌に採用される

京大から聖路加国際病院へ

論文はできたが、大学院の修了まではあと1年ほど期間が残っていた。その頃、「東京の聖路加国際病院が循環器専門の若い医師を探しているから、志願してみないか」という話があり、私は真下先生に「聖路加に行ってもいいか」と相談した。真下先生は「行ってもいいよ」と、大学院に籍を置いたまま早めに教室を出ることを認めてくれた。

その頃、京大医学部では「箱根の山を越えれば東大の領域だから苦労する」と言われていた。それでも聖路加行きを決めたのは、当時聖路加国際病院の副院長だった橋本寛敏先生の存在があった。「実験医報」という医学雑誌で橋本先生の座談会の記事を読み、私は、大学の医局に残らなくても、民間の病院には橋本先生のような光っている臨床家がいるということを知ったのである。

橋本先生は東大医学部を卒業した後、大学の医局に残らないで札幌の市民病院に赴任し、内科医長になった。1923年にロックフェラー財団医学研究員として渡米し、メイヨークリニックやジョンズ・ホプキンス大学で研修をされている。メイヨークリニックでアメリカ医学の素晴らしさを知り、テクニシャンがラボで臨床検査を行い分析をするシステムを見て、日本も忙しいドクターがラボに入って診断をつけるのではなく、テクニシャンを養成すべきだという考えを持つようになった。橋本先生は帰国後、聖路加国際病院のルドルフ・トイスラー院長（1876-1934）にスカウトされ、聖路加の内科医長に赴任した。

トイスラー院長は「聖路加を東洋一立派な病院にしたい」と、アメリカに出張してはお金を集めていたが、もともと心臓病を持っていたため、58歳の時に心筋梗塞で亡くなった。その次に産科の久保徳太郎先生（1874-1941）が1年間院長をされたが、敗血症で亡くなり、ちょうど私が赴任する年に橋本先生が3代目院長に就任された。

開戦直前に「アメリカン・ハート・ジャーナル」に投稿

私は1941年8月に聖路加国際病院に赴任した。その4カ月後に真珠湾攻撃で太平洋戦争が始まった。戦争が始まる前に私は、真下教授に「日本人で投稿して採用された人はいないけれど、せっかく書いたのだから送ってみなさい」と勧められて「アメリカン・ハート・ジャーナル」というアメリカの一流の循環器専門誌に食道内心音の論文を送った。しかし、戦争になったので、もう査読もしてくれないだろうと思い、採用されることはないと諦めていた。

ところが戦後、1951年にアメリカに留学した時、「アメリカン・ハート・ジャーナル」の1943年第25巻に私の論文が掲載されたことを知った。アメリカの研修医に「ヒノハラという名前は、日本ではよくある名前なのか」と尋ねられ、「いや、珍しい名前だ」と答えると、「これは君のことかもしれない」と、アイゼンハワー大統領の主治医でもあったポール・ホワイト教授のテキスト『心臓』に文献として私の論文が取り上げられていることを教えてくれたのである。

それを見て私は、これほど感激したことはないと思ったほど感激した。日本人で初めて私の論文が「アメリカン・ハート・ジャーナル」に掲載されたのである。これが実現したのも、真下先生が「日本語だけじゃだめだ」と忠告をしてくれたおかげだった。

アメリカ留学で受けた衝撃

ドイツ医学の時代は終わった

戦争が終わるまでの日本はドイツ医学一色だった。しかし戦後、アメリカ医学の蓋を開けてみると、ドイツ医学は基礎医学や細菌学、衛生学、病理学などには強いけれど、一般の臨床医学はアメリカのほうがはるかに進んでいた。「これからの医学はすべてアメリカ中心になるだろう」と私は考え、「一度アメリカに留学したい」という希望を持つようになった。

留学はなかなか実現しなかった。聖路加国際病院が連合国軍に接収されている間も、とにかく早くアメリカに留学したいと思い、留学のファンドを探し回った。ようやくアメリカのメソジスト教会関係から奨学金が出る留学生の募集があるのを見つけ、応募し試験にパスした。そうして、サンフランシスコ講和条約が締結された1951年の7月、私が39歳の時に留学が実現した。

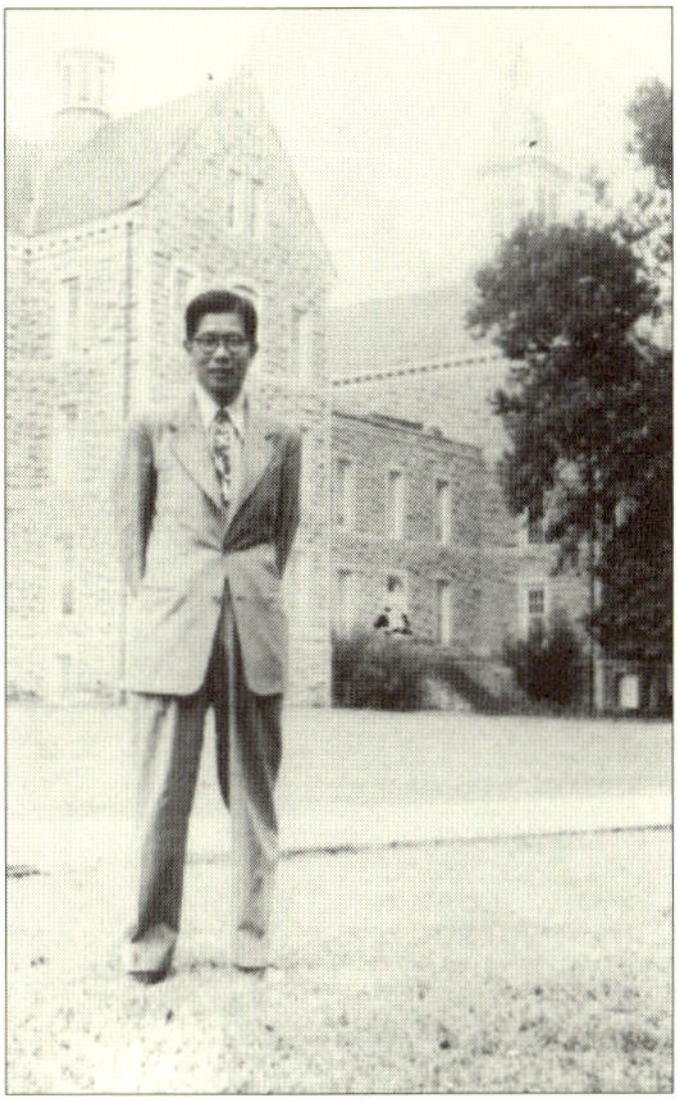

留学時代の著者

留学先は『風と共に去りぬ』の舞台ジョージア州アトランタにあるエ

モリー大学の医学部内科。ポール・ビーソンという内科教授の指導を1年間受けることになった。私はカーディオロジー（循環器学）の研究をしようと思っていたが、アメリカの医学教育は日本とは違い、研究と同時に臨床を非常に大切にしていた。私はビーソン教授に「アメリカ式の医学教育を1年間勉強させてほしい」と頼んだ。臨床医学を重要視する教育システムを知り、「もうドイツ医学の時代は終わった。日本にもこういう医学を導入しなければ」と思ったのである。

早朝からカンファレンス、回診もレジデント中心

エモリー大学では毎朝7時にカンファレンスがあり、ビーソン教授は各病棟のチーフレジデントを集めて、夜の間に何が起こり、どう対応したかを報告するレポート・ミーティングをされた。日本ではこのようなレポート・ミーティングはまったくなかった。

日本では教授は1週間に一、二度回診をするが、教授が患者を診る間、あとの10～20人の医師は部屋に入れない。教授が患者とどういう話をしているかはわからず、ただ後ろについて歩くだけで3時間くらいの回診が終わるという状況だった。アメリカでは回診は数

名のレジデントと医師とで行う。今日教授が回診したら、明日は同じ患者を助教授が回診し、3日目は外部の専門医が回診する。だから担当のレジデントは、教授、助教授、専門医の誰が診断をしっかりつけるかがわかる。日本は教授が診断を決め、それに右へならえだったが、アメリカではレジデントがどの医師が最も診断能力があるかを判断することができる。レジデントはそうして勉強し、実力をつけていくのである。

アメリカは手術の時間も早い。外科教授は朝7時には手術を始める。担当する外科医は6時頃に患者のところに行き、「私があなたの手術をしますから、安心してください」と言って顔を見せる。患者に麻酔がかかってから最後に執刀医が来るというのではなく、心配している患者のところへ担当医が顔を出し、できる限り不安を持たせないようにする仕組みは素晴らしいと思った。

そんなふうに教授が早く来るから、レジデントはもっと早く行って、今朝の患者の状態を教授に報告しなければならない。「外科のレジデントは家を放ったらかしにして朝早くから仕事をするから離婚が多い」などと言われていた。

ある日、ビーソン教授が私の歓迎会をやろうと言ってくれた。「何時からやるのか」と聞くと、「夜10時からやる」と言う。「おかしいな」と思ったが、アメリカの医師は、当直の日以外は家に帰って家族と食事をするのが当たり前で、夕食がすんで家族が寝た後に集まって飲み会をするという生活だった。

夜中の2時頃まで飲んで、家に帰ることになるのだが、「あんなに遅かったから、朝7時からの教授回診にはみんな遅れるだろう」と思って翌朝7時半頃に行くと誰も遅れていない。夜中の2時に帰ってもちゃんと朝早く起きて仕事をする。このことから私は、アメリカでは家庭生活を非常に大切にしながら仕事もきちんとしているということを学んだのである。

人前で「I don't know」と言える勇気

「どうしてわからないのに笑ったのか」

エモリー大学ではCPC（clinical pathological conference）という症例検討のディ

スカッションが毎週火曜日の12時からあった。受け持ちのレジデントが病気の発症状況や病歴を説明し、皆でディスカッションを通じて診断名を当てるのである。

ある日、CPCでのビーソン教授の発言に皆が大笑いしたことがあった。私は何のことかわからないけれど、一緒に笑った。そうしたら隣の友人が「ドクター・ヒノハラ、あなたは笑ったけれど、わかったのか」と聞いてきた。「いや、わからない」と言うと、「どうしてわからないのに笑ったのか」と追及された。

日本人はよくごまかすためにニヤリとする。それを私はやったのである。その友人に「みんなが笑ったから笑った」と言うと、「アメリカでは知ったかぶりをしないで『知らない』と言えるようにしたほうがいい。『よくわからない。何のことですか』と聞けばいいではないか」とアドバイスされた。そのうちに慣れてくると、「君、わかったの」と言われたら「I don't know」と言わないで「I think I don't know」と言う上手な英会話法を学んだ。

日本人には、わからないのにニヤリとごまかし笑いをするところがある。しかし、人前で「I don't know」と恥じないで言える勇気を持つことが正しいあり方であり、「本心で行動しないとだめだ」ということに私は気がついた。これは大きなカルチャーショックだった。それから私は、わからないことがあればすぐに何を言っているのかを隣の医師に聞くことにした。私は内心では、知識がある留学生だというところを見せたくて、ペダンティック（衒学的）な態度をとっていたのかもしれない。

アメリカに留学しても、日本人同士で一緒に食事をしたり映画を観に行ったりする留学生がいるが、それでは英語力は身につかない。私は留学する人がいたら、「日本人の友達と付き合わないほうがいい。寄宿舎があるならなるべく入り、1人でどこかに下宿するようなことはしないほうがいい」とアドバイスすることにしている。

奨学金は月60ドルだったから私の留学中の生活は大変だった。本を買うために食事はできる限り切り詰めるようにした。朝は食パンとバナナ、それとコーヒーだけ。昼も皆と一緒に食べに行くと高くつくから、「ちょっと用事があるから」と言って、ハンバーガー25セントのお店に行き、安くすませた。それでも家族用にアイロンや電気トースターを買い、日本から足の型を送ってもらって妻へのおみやげに靴も買った。

医学書出版に対するセンスも違う

ビーソン教授から学んだことは数え切れないほどある。

ビーソン教授は『セシル内科学』という有名な内科テキストの編集主幹をされていたが、教授の部屋にあるテキストは実際の2倍くらいの厚さになっていた。「なぜこんなに厚いのですか」と私が尋ねると、「患者を回診した後、テキストにそのことが書いてあるか、説明に不足がないかをチェックするために1ページずつ白い紙を挟んでいる。だから、このような厚さになっている」と答えられた。

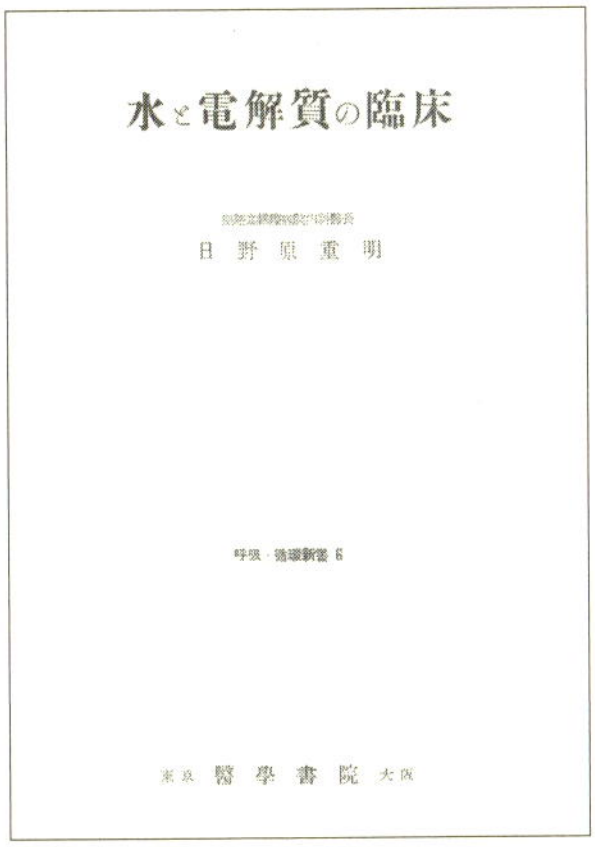

アメリカ留学から帰国した後、1955年に著者が出版した『水と電解質の臨床』（医学書院）の扉。当時はまだ日本語で書かれた電解質のテキストがなかったため、内科、外科を問わず多くの臨床医の反響を呼んだ

ビーソン教授が編集の主幹で、4~5人の共同編者がいるのだが、その共同編者も気がついたことを加筆していく。日本の出版社はそのようなことはしない。出版に対するセンスが日本とはまったく違うということもビーソン教授に学んだ。

生命の危機を感じたよど号事件

まさかこんなことがあるのか

私の医師としての人生に最も大きな影響を与えた出来事は、私が58歳の時に遭遇した「よど号ハイジャック事件」である。

1970年3月31日、私は福岡で開催される日本内科学会総会に役員として1日早く向かうため、午前7時の羽田発福岡行きの日航機よど号に乗った。富士山の上を飛んでいる時、「共産主義者同盟赤軍派」を名乗る9人の若者が日本刀を抜いて「この飛行機を乗っ取って北朝鮮に脱出する」とハイジャックを宣言した。当時は今のように持ち込み荷物のチェックシステムがなかったので、日本刀を持ち込むことができたのである。

「まさかこんなことがあるのか」と私は思ったが、彼らは本気だった。「我々は爆弾も持っている。いざという時は皆と生死をともにする」と威嚇し、北朝鮮の平壌へ行ってから、ある者はさらにキューバへ渡って革命戦術を習い、この秋に東京で革命を起こすと言った。

私たちはベルト着用のまま両手を縛られた。私は思わぬ生命の危険を感じ、心臓がドキドキした。しかし、オスラーの『平静の心』の教えを思い出し、「精神を落ち着かせ、事態を客観的に見なければ」と自分に言い聞かせた。自分で脈拍を測ったら1分間85で、平素より10多かった。「ああ、僕も興奮しているな」と思った。隣にいた婦人の脈も診たかったが、それはおかしいかと遠慮した。

「北朝鮮までの燃料を積んでいないので、福岡に着陸し、給油後北朝鮮に向けて出発する」と機長のアナウンスがあり、よど号は福岡に一度着陸した。そこで子ども・高齢者など23人を降ろし、約100人で北朝鮮に向かうことになった。

目に飛び込んできた『カラマーゾフの兄弟』冒頭の一句

飛行機が離陸し、北朝鮮に向けて出発した時、犯人グループの一人が「2時間半ぐらい時間があるから、希望者に読書を許す」と言って、本のリストを読み上げた。赤軍の機関誌から金日成や毛沢東の伝記、レーニン全集、伊東静雄の詩集などがあり、最後にドスト

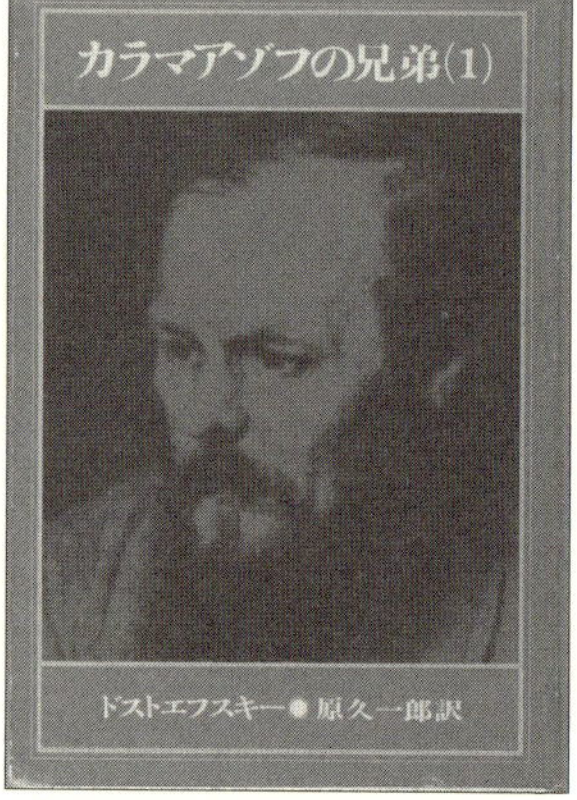

原久一郎訳『カラマアゾフの兄弟』

エフスキーの『カラマーゾフの兄弟』の小説名を挙げた。「欲しい人は手を挙げなさい」と言われたが、誰も手を挙げない。私は、手を麻縄で縛られていたので「縄を取ってください」と言って手を挙げ、「『カラマーゾフの兄弟』を読みたい」と申し入れた。5冊の文庫本（新潮文庫・原久一郎訳『カラマアゾフの兄弟（全5巻）』）が膝の上に置かれ、これでひと月拘禁されても我慢できると思った。

本を開くと、「一粒の麦、地に落ちて死なずば、唯一つにてあらん、もし死なば、多くの実を結ぶべし」という言葉が目に飛び込んできた。死ぬようなことが起こるかもしれないけれど、そのことによって多くの実が結ばれるのであれば死んでもよいのではないか、という、『カラマーゾフの兄弟』のテーマでもある聖書の一句（「ヨハネによる福音書」12章24節）だった。

飛行機が着陸し、平壌に到着したと思った犯人たちは一度降りようとしたが、一番若いメンバーが「ここは北朝鮮ではない。外車のフォードとシェルのマークのある給油所が見える。騙されるな」と叫び、そこが平壌ではなく韓国の金浦空港であることに気づいた。彼らは憤慨し、「どんなことがあっても平壌に行け。もし行けないなら爆破する」と言って、試験管内に溶かしたニトログリセリンの液を見せた。私たちは戦々恐々だった。

赤軍派と韓国の軍隊との交渉の間、私たち人質は機内に拘禁された。昼間は交渉があるからいいが、夜は何が起こるかわからないので危ないと思い、私は昼間はうとうとと休み、夜は起きて『カラマーゾフの兄弟』を読み続けた。また、出発以来の印象が鮮明なうちに事態を正確に記録しようと、小型の便箋を取り出して密かにメモも取り続けた。

第二の人生の出発

犯人グループとの不思議な一体感

事件発生から3日目、日本から来た山村新治郎運輸政務次官が乗客の身代わりとしてよ

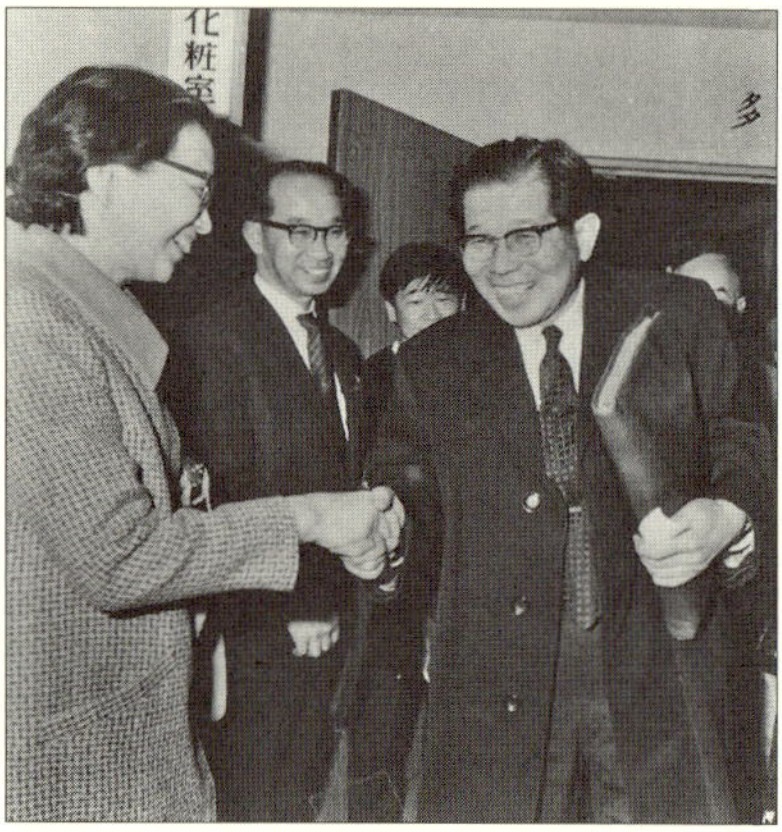

解放された後、羽田空港にて家族に迎えられる著者

ど号に乗り込み、平壌まで同行すると提案した。犯人グループはその夜、乗客と話し合い集会を持ち、「おそらく明日、皆さんは金浦空港に降りられる。我々は山村運輸政務次官と一緒に平壌に行く。何か聞きたいことはないか」と言った。

乗客の一人が手を挙げて「『ハイジャック』というのはどういう言葉ですか」と聞いた。そんな言葉は習った英語にはなかったのである。ところがそれに赤軍派は誰も答えられなかった。私は手を挙げて「ハイジャックする人が『ハイジャック』のターミノロジーの説明ができないのはおかしいですね」と言った。皆がワッと笑い、不思議な一体感が生まれた。医学で言うストックホルム症候群（犯人と長い時間を共にすることにより、被害者が犯人に過度の連帯感や好意的な感情を抱く現象）に近いサイコロジーを経験した。

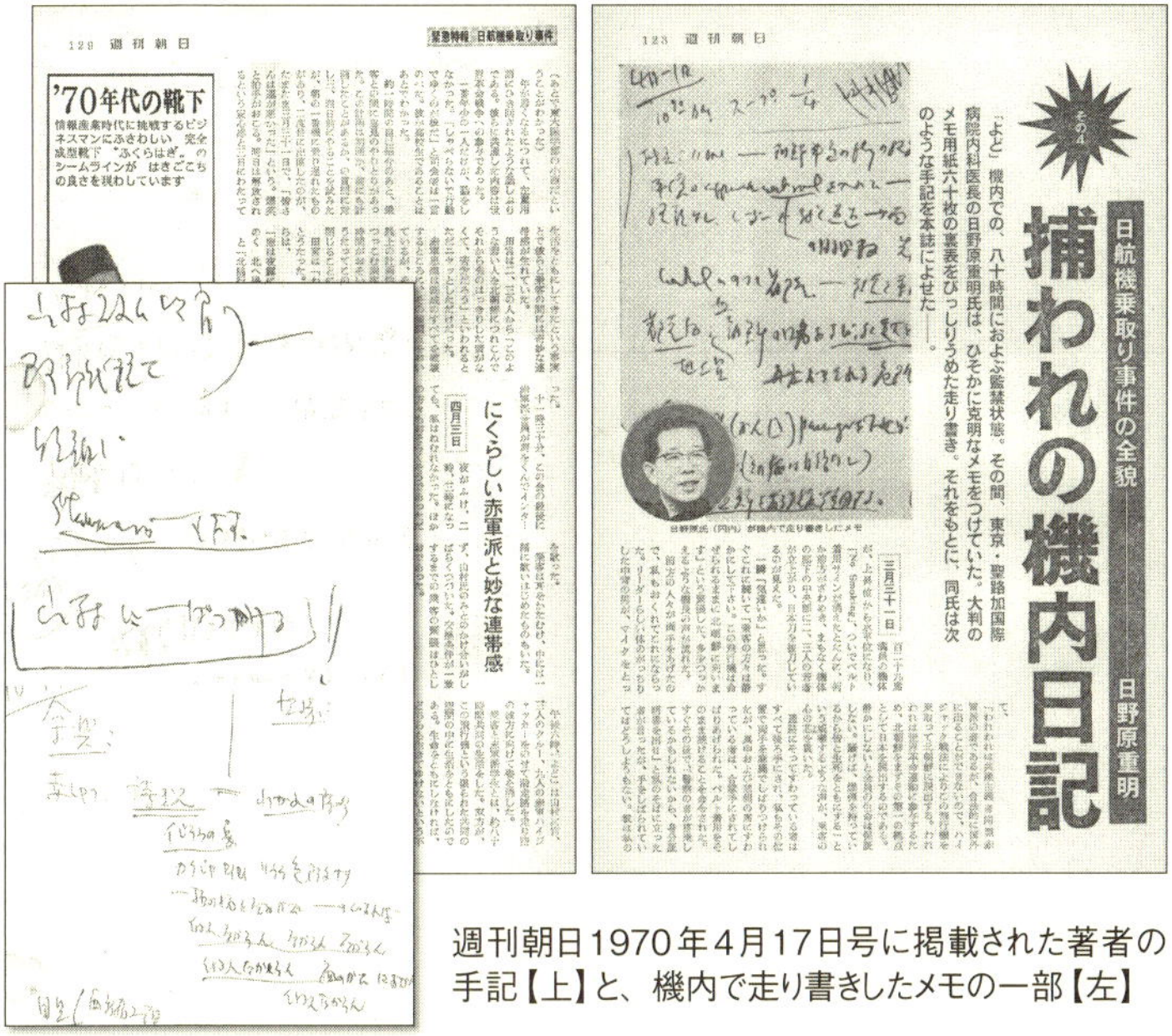
日航機乗取り事件の全貌

その4

捕われの機内日記

日野原重明

「よど」機内での、八十時間におよぶ監禁状態。その間、東京・聖路加国際病院内科医長の日野原重明氏は、ひそかに克明なメモをつけていた。大判のメモ用紙六十枚の裏表をびっしりうめた走り書き。それをもとに、同氏は次のような手記を本誌によせた――。

にくらしい赤軍派と妙な連帯感

'70年代の靴下

週刊朝日1970年4月17日号に掲載された著者の手記【上】と、機内で走り書きしたメモの一部【左】

「三月三十一日 百二十九席満員の機体が、上昇位から水平位になり、『No Smoking』、ついでベルト着用サインが消えたとたんに、何か前方がざわめき、まもなく機体の廊下の中央部に二、三人の若者が立上がり、日本刀を抜刀しているのが見えた」の一文から始まる手記は、4月3日に解放されるまでの80時間を克明に記録。「生命をともにしなければ、どちらも生きてゆけないという不思議な現実。乗客にとってはにくらしい、そして乗客の家族にとっては更に更にはげしいいきどおりを感じる赤軍派一行と、われわれ乗客とが、時間をつむにつれて、人間的なハダのふれあいを感じた」と、赤軍派との間に生じた奇妙な連帯感にも触れている。手記の元になった約60枚のメモには、リーダーの田宮高麿が「山村に一発かける!!」と結論を出した後、「陽関三畳」の詩吟を吟じる場面などが走り書きされている。

犯人グループが革命歌を歌うと、一緒に歌う乗客もいた。赤軍派リーダーの田宮高麿が王維の「陽関三畳（元二《げんじ》の安西《あんせい》に使いするを送る）」という別れの詩吟を吟じると、それに対して乗客の一人から「北帰行」の「返し歌」があった。後日、日本に帰って新聞を見たら、田宮が「鞭声粛々夜河を渡る」と詩吟をしたという誤った記事があり、「やはりニュースというものはいい加減なものが多い」と思った。

よど号から降りて金浦空港の土を踏んだ時、私は、ちょうど月に行った宇宙飛行士が地球に帰還した時のように「ああ、地球に無事帰った」と感じた。そして同時に、「これからの私の人生は誰かのために使う人生である」と思った。土を踏んだ時の足の裏の感触、それが私のその後の人生を変えた。

私のいのちは私だけのために使うのではない

山村氏の勇気ある行動のおかげで私たちは無事日本に帰ることができた。橋本寛敏院長は「日野原君、疲れているだろうから、1週間休養して熱海かどこかへ行ったらどうか」と言ってくれた。本当に疲れていたので、私は連合国軍が接収していたという熱海のホテルへ行くことにした。海岸にグリーンの芝生があり、私はそこでゆっくり休養した。朝起きて太平洋を見た時、「自然がこんなにきれいだとはこれまで感じたことはない」と心から感謝した。

よど号事件の後、「私のいのちは与えられたもので、私は私のいのちを私だけのために使うのではない」という人生観が確立した。そういう意味で非常に貴重な経験だった。私は、いのちが助かったことの恩返しをするのに、私に対していろいろ便宜を図ってくれた人にだけ返すのではなく、誰かニードのある人に私の時間と才能を捧げようと決心した。

私の田園調布の自宅には１００束を超えるお見舞いの花があふれていた。私はお礼の挨拶状に「ゆるされた第二の人生が多少なりとも自分以外のことのために捧げられればと願って」と書き、妻の静子は「いつの日かいずくの場所かで、どなたかにこの受けました大きなお恵みの一部でもお返しできればと願っております」と書き添えた。

よど号事件は私の第二の人生の出発点となった。

リーダーシップが試された地下鉄サリン事件

640名の患者を2時間で収容

聖路加国際病院の新病院が完成した1992年4月、私は80歳で院長に就任した。病院には65歳定年制があったが、「新体制をスタートさせるには日野原先生しかいない」と言われ、4年間に限りボランティアとして無報酬で院長を務めることにした。4年後に院長を辞めてからは理事長として病院の経営に携わることとなった。

その院長就任期間中に人生の転機となるもう一つの大きな出来事が起きた。それは1995年のオウム真理教団による地下鉄サリン事件である。

1995年には1月17日に阪神・淡路大震災があり、それから2カ月後の3月20日に死者12名、負傷者6000名以上を出した地下鉄サリン事件が東京で発生した。私たちは地下鉄築地駅から聖路加に運ばれた640名の患者を2時間の間に全員収容し、亡くなる方を1名に抑えた。私たちはそれだけの数の患者をスムーズに収容するための準備をすでにしていたので、1名の通勤女性のほかは、すべての人を助けることができたのである。

新病院をつくる際、私は「日本はもう戦争をする国ではないが、聖路加の新病院は何かが起きた時にも対応できるようにすべきだ」と主張し、チャペルやラウンジ、廊下の壁の中にも酸素や吸引用のパイピングを入れて、いつでもそこが病室になるように設計させていた。これは中立国のスウェーデンやスイスから学んだことである。それらの国々を視察した時、「何かの爆撃を受けた時に患者を守らなくてはならないから」と手術室を地下に設置し、壁の中にパイピングを入れていたのを見て、聖路加の新病院もそうあるべきだと考えたのである。

一躍「世界の一流病院」に

事件の後、イスラエル、イギリス、アメリカなどから「どうしてこのような対応が可能だったのか」とサリン中毒の対応の仕方について講演依頼が来た。たまたまカメラマンが当日の外来や入院患者の動きを撮影していたので、聖路加の医師らがそのフィルムを持って各国に行き、聖路加の対応について講演した。そのことによって、聖路加国際病院は一躍「世界の一流病院」という評価を受けるようになった。

アクシデントや事故が起きた時にこそ、その病院の機能とトップのリーダーシップは試されるということを私はこの事件を通じて再認識した。

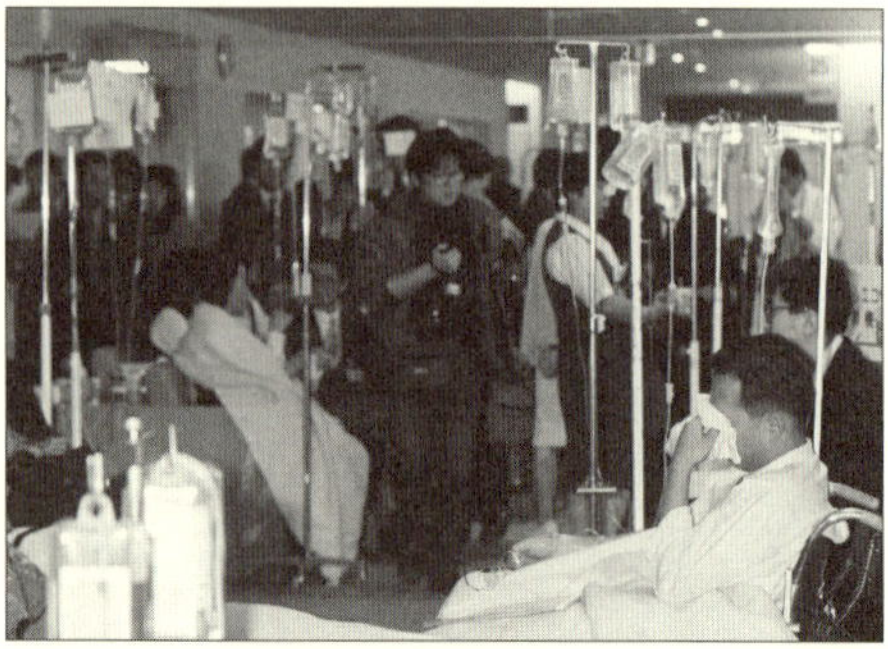
640名の患者を収容し、野戦病院のようになった外来待合（写真提供：朝日新聞社）

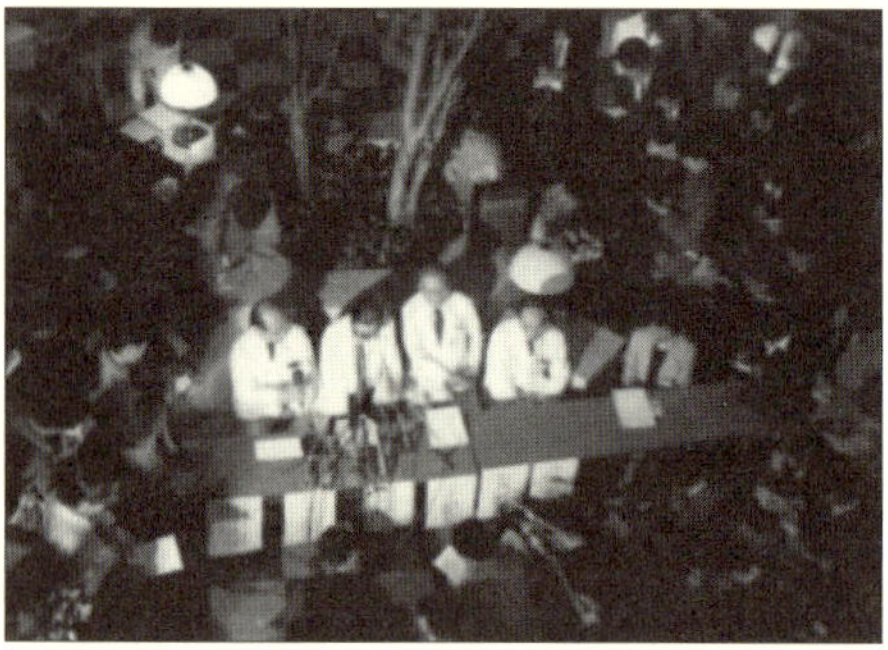
事件発生当日に行われた院長・副院長による共同記者会見

コラム ②

1995年3月20日の記録

地下鉄サリン事件当日の聖路加国際病院の対応について、私は事件直後の診療報告会で次のように報告した。

3月20日午前8時半、幹部会の会議中に消防署から地下鉄での大爆発事故があったとの報が当院救急センターに届き、8時40分には院内放送で救急センターへ医師集合の要請がなされた。私がセンターに降りた時、多数の医師が既に救急患者を迎えに入っていたが、相続く救急車の患者搬送をみて、私はここで多数の患者の入院に対応するために陣頭指揮をした。救急センターの配置医は3名の心肺機能停止患者の蘇生処置に専念していたので、櫻井〔健司〕副院長には患者の振り分け（トリアージ）の指揮を命じ、専任事務職をつけ、外来診療は中止の掲示を出し、麻酔のかかった手術患者を除く予定手術の中止指令を出した。

三上〔隆三〕副院長と、井部〔俊子〕副院長（看護部長）には、続々入院する患者の病棟受け入れ方指揮の責任をとってもらった。松井〔征男〕副院長には、瞳孔縮小を招くガス中毒の原因、これへの医療処置の方針作成を指示した。大生〔定義〕神経内科医長は、早速中毒原因追究のため図書室に走った。最初はアセトニトリル検出が報じられたが、10時頃に自衛隊中央病院青木〔晃〕医師ほか医師1名、看護師3名の応援があり、サリン中毒を強く疑う情報を提供され、信州大学付属病院の柳澤信夫院長からサリン中毒支持の電話があり、その後、松本市でのサリン中毒の対応処置書がFAXで送られてきた。

サリン中毒と判明の直後、院内治療方針マニュアルが作成・配布され、患者が不安にならぬよう「ミニかわら版」が配られた。午後5時には東京都から40台の仮ベッドが貸与された。看護には勤務明けを含めて、日勤ナースおよび看護助手、ならびに看護大学教職および学生が参加した。

第1日目の収容患者総数は640名、そのうち110名が入院した。

当院は、医師129名、レジデント36名、看護師477名、看護助手68名、ボランティア平均1日30名の多数の人員を持つ。この事件が始業時刻に一致して起こったことで、救援人員に不足はなかった。

また、本院の構造は災害時への対応が考えられての病院設計であり、スペースが広い上に、礼拝堂、ラウンジ、廊下の壁の中にも酸素や吸引用の配管がなされていたことが、災害時に役立ったといえよう。本院は病床1床につき115㎡の広い空間を持つが、これは他院に倍する広さであり、定床520床以外にすべての空間を用いると285名の患者を臨時に収容できる設備を持っていたことが今回の患者収容を円滑にした原因の一つと思う。一方、病院職員の非常時の対応がよかったことは、阪神大震災の医師・看護師のボランティア派遣の実績や、全館停電した時を予想しての1年2回の訓練などを通して、職員が非常時に結束して働く意識の強かったこと、さらに、外部からのタイミングのよい情報提供や内外からの様々の情報提供の援助があったことのおかげで、当院がつつがなく地域病院の務めを果たすことができたことは感謝である。

(日本医事新報1995年5月6日号(第3706号)掲載「聖路加国際病院サリン患者診療報告会から」より)

※「看護婦」の表記は「看護師」に修正

Ⅲ　日本の医療システムを変えていく

武見太郎と橋本寛敏

医療制度の歴史に大きな影響を与えた二つの団体

日本の医療制度の歴史に対して、民間団体の立場で特に大きな影響を与えたのは、日本医師会と日本病院協会（現在の日本病院会）である。

日本医師会のトップとして長く君臨したのが武見太郎先生である。武見先生は戦後、田宮猛雄日本医師会長（1889-1963）の参謀として副会長となり、GHQの政策に強い抵抗を示された。それはGHQに追従した厚生官僚への反発でもあったが、1957年から25年に及ぶ日本医師会長としての働きの中で厚生官僚に示した反発的な態度は世間によく知られていた。

日本病院協会の会長として日本医師会の主張と真っ向から対立したのが、聖路加国際病院院長の橋本寛敏先生であった。武見先生と橋本先生の2人は席も共にせずという険しい時代があった。

橋本先生の下には日赤などの病院関係者が参謀として付いていた。武見先生と医療制度のあり方を競い合い、特に診療報酬体系のあり方をめぐって意見が対立し、日本病院協会の委員が中央社会保険医療協議会（中医協）からはじき出されてからは、ますます仲が悪くなった。

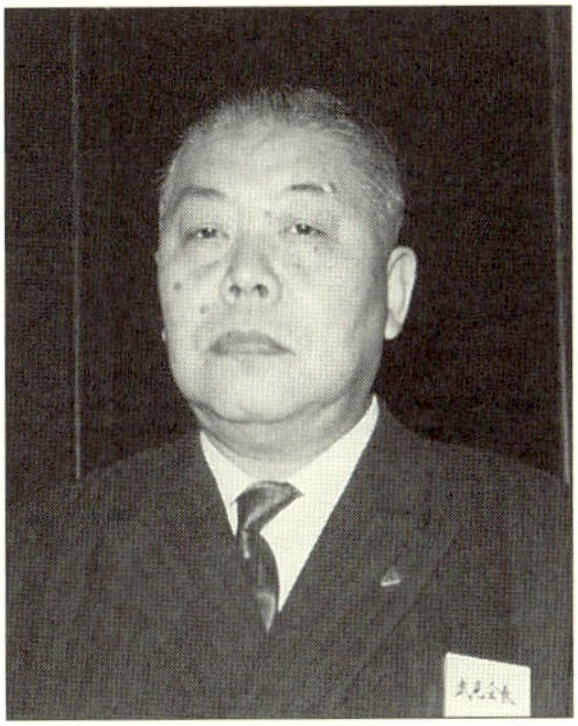

武見太郎

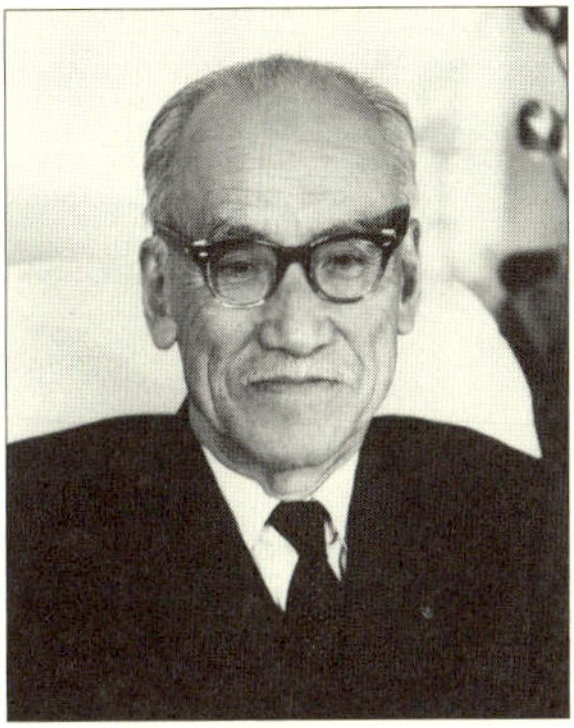

橋本寛敏

　しかし、どういうわけか、橋本先生の下で働いている私を武見先生はとても可愛がってくれた。「聖路加には1人だけ話せる若い医師がいる」と私のことを評価していた。私が理事長を務める財団法人ライフ・プランニング・センターで1977年にプライマリ・ケアの国際シンポジウムを開催するのに、武見先生に講演の依頼をしたことがあるが、ご自宅に頼みに行くと、「ライフ・プランニング・センターというのはすごいな」と褒めてくれて、シンポジウムでは「日本におけるプライマリ・ケアの計画」と題した講演をしていただいた。そういうわけで、武見先生より7年若い私と武見先生の関係は良好だった。

医師会のボスでありながら一部の開業医を批判

武見先生は慶應義塾大学医学部を出た後、私が真下内科に入局した同じ年に理化学研究所に入り、仁科研究室でサイクロトロンから発生する放射線の生体に及ぼす影響の研究に没頭した。その後、1939年に銀座の教文館ビルに武見診療所を開設し、半日診療をして、後は医師会の仕事をするという生活をされていた。

武見先生は、自分で開発した心電計を診察室に置くなど、先端技術の道具を使いこなすのが得意だった。診療所の待合室には「現役の大臣及び老齢の患者さんや急患の方は待たせずにすぐ診察します」と掲示されていたとのことで、医師会活動をしながら保険診療でない自由診療を続けられた。

日本医師会のボスでありながら、「今の医師会にはどうしようもない開業の先生が三分の一いる」と私にはっきりと言っていた。自分の考えている臨床理念や医療倫理、医師として主張すべき職業的自由（プロフェッショナル・フリーダム）については、会員の三分の一は理解しており、三分の一はこれからの努力で理解可能となるが、あとの三分の一はこのレベルに達する望みがない、というのが口癖だった。医師会長でありながら医師会の現状よりも飛び越えた考えで行動する、ユニークな人であった。

専門医制度の仕事を受け継ぐ

一方、橋本先生は日本病院協会の会長として、「外国には専門医制度が整備されているのに日本にそれがないのはよくない」と言って、アメリカ式の専門医制度を日本内科学会に導入しようとした。

その頃、内科学会の役員は東大や京大などの学閥が強かったが、橋本先生は民間病院の院長でありながら内科学会を動かす庶務担当の理事となった。そして、１９６４年の内科学会理事会で沖中重雄理事長（１９０２‐１９９２）とともに内科専門医制度の検討を提議された。橋本先生は非常に頭の切れる人だったが、議論は難航し、ある日私に「ど

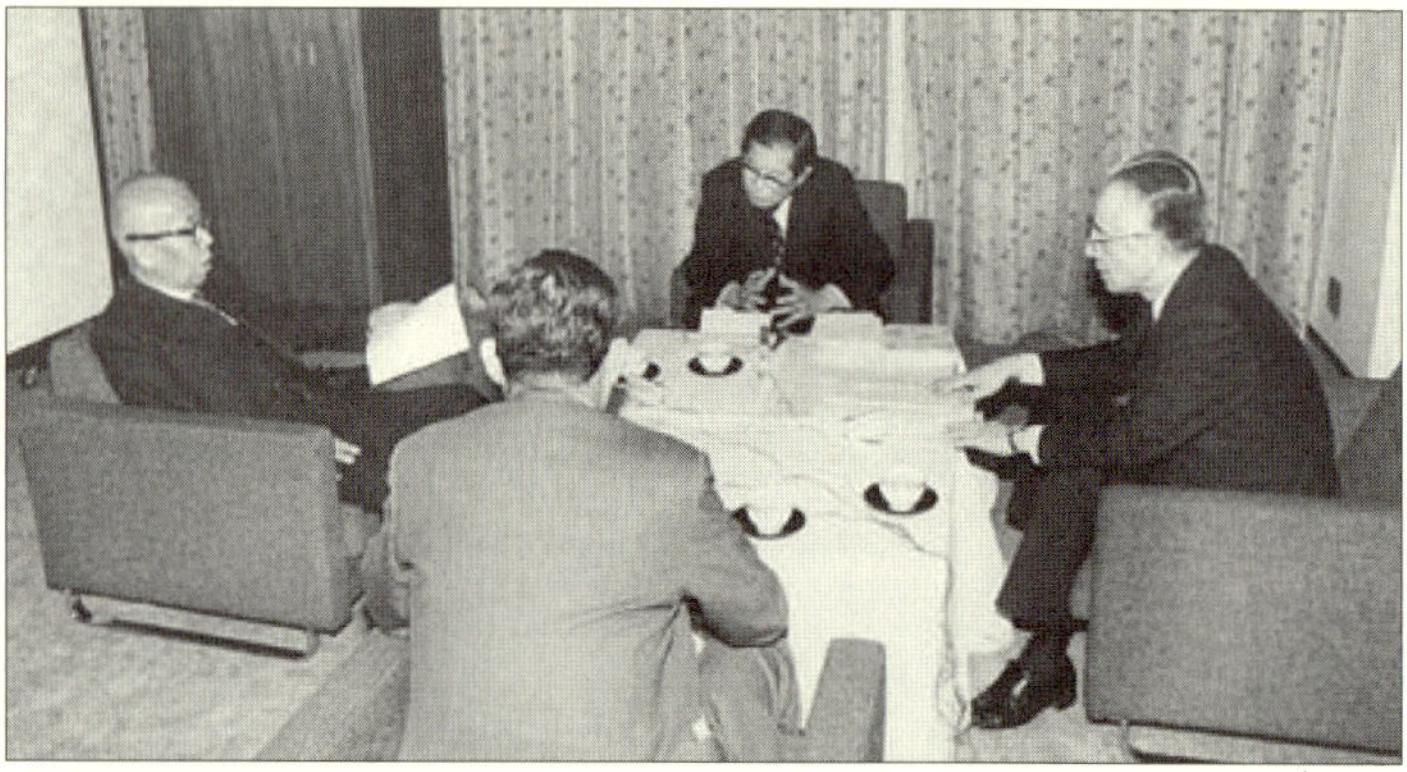

日本医事新報の新春座談会（1982年）で医師の生涯教育や医療のあり方について意見交換する武見氏（左）と著者（奥）

うも反対が多いから僕はもう担当理事を辞める。日野原君、僕の代わりにやってくれ」と言われた。私は、橋本院長に代わって内科学会内で内科専門医制度をつくる委員会を立ち上げ、アメリカの制度やイギリスの制度を紹介した。そして、ようやく専門医制度の試案ができるというところまで持っていくことができた。私がそのような仕事に関わることができたのは、橋本先生の存在があったからである。

武見先生は、日本の医学を世界の舞台に乗せるには、どうしてもアメリカの一流大学と組んで研究講座をつくらなくてはならないと考えて、ハーバード大学の公衆衛生大学院に多額の資金を寄付し「武見国際保健プログラム」を開設したり、早い時期から「医師には倫理が必要だ」と医療倫理の大切さを訴えたりするなど、やはりパイオニア的存在だった。日本の歴史に残されるべき人物だと思う。

晩年、武見先生は消化器がんで国立がんセンターに入院され、150日の療養生活の中で『ベッドでつづった病人のための病人学』(実業之日本社)という本を出版されたが、これを読むと、今までの日本の医療が医師中心主義だったことを痛感し、いかにチーム医療が大切か、特に看護のケアが身にしみてありがたく感じられたと書かれている。

武見先生は、会長時代は日本看護協会の実力向上にそれほど積極的ではなかったようだが、健康な時に看護への関心がもう少しあればよかったという思いを私は持っている。

臨床研修・医学教育の改革に挑む

インターン制度完全廃止に反対

私はアメリカ留学を通じてドイツ医学とは違うアメリカ医学の優秀さに目を開かされ、

1年間の留学から帰国した後、日本の医学教育と研修制度の改革に力を注いできた。

戦後マッカーサーが来て、1946年に医師の臨床研修制度としていわゆるインターン制度（実地修練制度）が創設された。しかし、アメリカのインターン制度は宿舎や食事を与え、24時間泊まり込みで実習をするのに対し、日本のインターン制度は、宿舎も給料も与えず、医師の資格もなく、国家試験は1年以上のインターン後に受けられるというものだった。そうしたことから、1967年に東大医学部のインターン生を中心に医師国家試験ボイコット運動が起こり、東大紛争が始まった。こうした中、当時の厚生省で「大学医学部卒後教育研修に関する懇談会」が開かれ、私は委員の一人として参加した。

私はアメリカの制度のようにインターン生に給料を出し、医師の身分を与えて研修をする形に変えるべきだと主張したが、東大や京大の教授たちはそれに反対した。懇談会ではインターン制度を廃止し、卒業と同時に国家試験を行うことが決まったが、私は「インターン制度を廃止すれば世界から孤立する。歴史に汚名を残す」と言って、インターン制度をすべて廃止するのではなく、卒業後の医師国家試験に合格した者の中で、研修を受けたい者には受けさせるという案を代案として提唱した。隣には、東大退官後、虎の門病院院長となられた冲中重雄先生と、日本医師会長の武見太郎先生がおられた。「決を採ったら私の案は否定されるけれど、冲中先生と武見先生が賛成してくだされればみんなが納得する」と考えて、私は2人を説得し、何とか、希望する人は受けられるという形で研修制度が続けられることになった。

そのうちに研修を行う大学が関西の私学から次第に増えてきた。私は、最終的には医師を目指すすべての人が研修を受けるべきだと考えていたので、研修を受けた人が明らかになるように登録制にすることを提案した。研修を受けない人に対しては罰則を与え、その代わり、各病院は研修医に給料を出すべきだというのが私の考えだった。そうして、アメリカ流のインターン制度と同じようにすべきだという主張を30年間言い続け、ようやく2004年に、医師を目指すすべての人に2年間の臨床研修を義務づける制度（新医師臨床研修制度）が確立した。

長い間制度の議論に関わるうちに、2年間の研修の中身についても、ただ内科、外科、産婦人科などを回るというのではなく、いろいろな町や村に行って地域で働き、プライマリ・ケアの訓練をする時期を入れるべきだと私は考えるようになった。こうした意見が反映されて、現在の医師臨床研修制度では、地域の医療現場でプライマリ・ケアを学ぶプログラムが必修化されている。

教養のある医師を育成するのが本来の医学教育

医学教育に関しては、アメリカの「メディカルスクール」（4年制大学卒業者を対象とする4年制の大学院医学校）のような医学校をつくりたいというのが私の目標である。日本のように、小学校6年・中学校3年・高等学校3年を経て6年間の医学部に入るというシステムでは24歳で医師になることができるが、アメリカは大学でリベラルアーツの教育を4年間受けてから4年制のメディカルスクールに入るので、26歳で卒後研修に入る。このように、リベラルアーツを修得した教養のある医師を育成するのが本来の医学教育の姿だと私は考えている。

日本の医学レベルが世界から遅れないようにするためには、もっと医学教育改革を進める必要がある。私はそのための見本をつくり、日本でもアメリカに負けない教育ができるということを示したい。今目指しているのは、聖路加国際病院を母体として、リベラル

聖路加のメディカルスクール構想

○聖路加国際病院と聖路加看護大学は2014年4月から1つの学校法人（学校法人聖路加国際大学）の下に統合。聖路加看護大学は聖路加国際大学に名称変更、聖路加国際病院は聖路加国際大学の関連機関の１つとなり、病院を母体としたメディカルスクール実現に向け大きな一歩を踏み出した。

○私の考えるメディカルスクールは、従来の日本の医学校とは違い、他大学で４年間リベラルアーツを学んだ学生が４年間のコースで医学を学ぶもので、いわば大学院大学である。講義はすべて英語で行う。外国人の入学も認め、人種を超えた大学にする。

○最高レベルの研究ができるように研究所も設置する。「多職種間連携」や「チーム・ベースド・ラーニング」を積極的に進めていく。

アーツを学んだ学生を対象とした大学院大学をつくることである。

この構想を私は毎年頭の中で練っていたが、「学校法人聖路加国際大学」を２０１４年４月に設立することが文部科学省から認可された。これに伴い、同年４月から聖路加看護大学は聖路加国際大学として新たにスタートし、聖路加国際病院も同じ学校法人の下に統合され、聖路加国際大学の関連機関となった。将来、聖路加国際大学に医学部を置くことができれば、私の多年の宿望がかなえられ、アメリカ式の大学院大学が日本にできることになる。

日本人だけでなく外国人も受け入れ、授業はすべて英語で行うなど、インターナショナルな大学院大学をつくるのが私の夢である。アメリカにはメイヨークリニックやクリーブランドクリニックが病院から大学をつくったという例があるので、聖路加国際病院を中核とした大学院大学を何とかつくりたいと思っている。この構想が実現するまで見届ける必要があるので、私はますます長生きをしなければならない。

日本の医療のどこが間違っているのか

医師が主導権を独占してはいけない

日本の医療の間違いは、医師がすべての主導権を持つのが当然と考えられていたところにある。医師の下にすべての医療関係職種があり、他の職種も医師のほうが偉いと思っている。お医者さんが大将で、歯科医師、薬剤師、看護師、臨床検査技師などが兵隊のように従っている。そのすべてを統率していたのが、ドイツ医学を受け継いだ日本の医学システムであった。

私は医療の主導権を医師が独占している状況を変えるため、看護教育を改革しようと考えた。医師として登録された者は、医療を生涯行える特権があるが、看護師は１９４８年に成立した保健婦助産婦看護婦法（現在の保健師助産師看護師法）で、「療養上の世話」または「診療の補助」を行う者と位置づけられたため、独立して診療を行うことができない。この古い法律が今も変わらず生きている。

アメリカのナースプラクティショナー（診療看護師）は診断もできるし、検査もできる。独立して往診したり病名を書いたりすることもできる。書けないのは死亡診断書ぐらいである。しかし、日本の看護師の業務は何もかも医師の上に乗っている。私は、日本の看護師の地位を高め、診断とある程度の治療を医師の了解の下に行える体制に導きたい。診察やカウンセリング、検査ができる高い能力を持ったナースを養成し、医師と一緒にチームで医療を行うようになれば、へき地や離島での医師不足の問題も解消していくと考えている。離島やへき地なども含めてどの地域にも必ず医師がいなければならないということはない。高い能力を持つナースがいれば医師不足を十分補うことができる。

アメリカやカナダでは麻酔看護師（Nurse Anesthetist）の資格があり、麻酔専門医

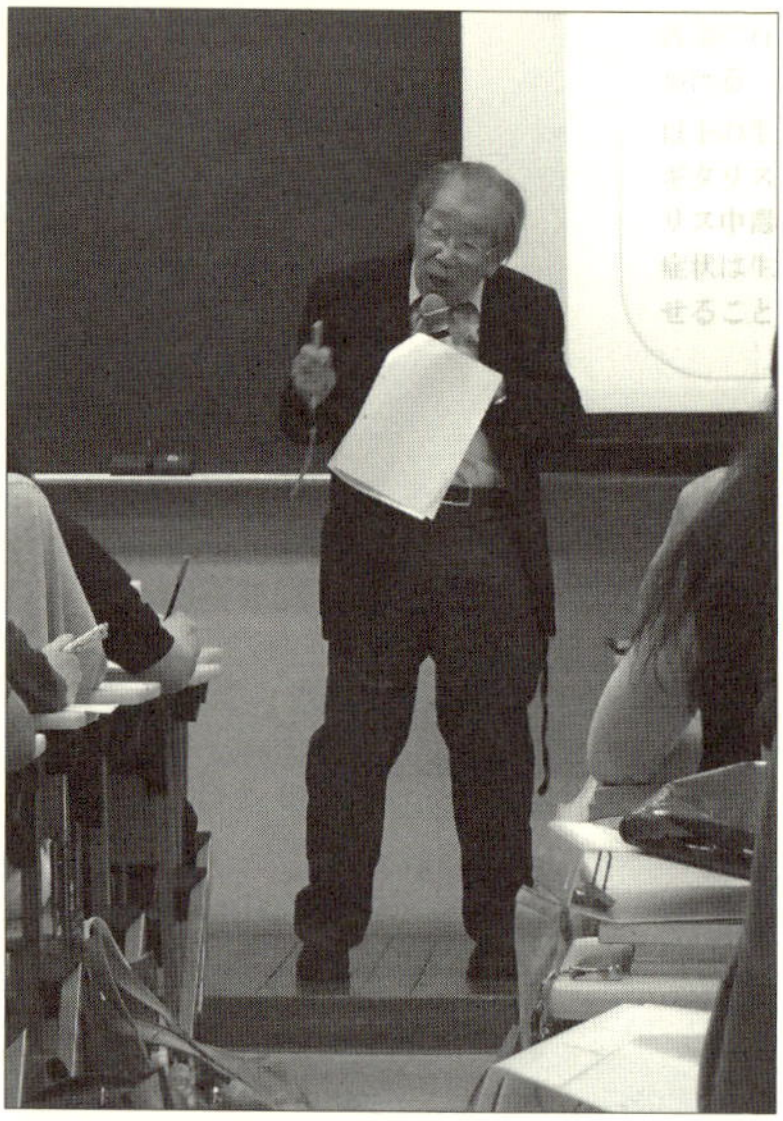

ベテラン看護師や看護系大学の大学院生らを対象に「高級診察術」の講義を行う著者（2013年9月）

（Anesthesiologist）の監督の下に独立して麻酔術を行うことができる。それに対し日本は「ナースが麻酔をかけるなど、とんでもない」と日本麻酔科学会などが反対をしている。

聖路加看護大学（現聖路加国際大学）の大学院では麻酔に主体的に関わるナースを養成する周麻酔期看護学修士課程（2年間）を2010年4月に開講した。教育・実習を経て卒業したナースは院内認定看護師として聖路加国際病院の麻酔科で働いている。そのように看護の教育制度を格調高くする仕事にも私は情熱を注いでいる。

共通の仕事をたくさん持つのがチーム医療の本来の姿

私はこれからの新しい医療を図のように考えている。医療の中には医師がする仕事と看護師がする仕事だけではなく、医師と看護師が一緒に組んでする共通の仕事がある。医師の仕事が最初にあって、そこにナースがぶらさがるのではなく、医師、看護師、コ・メディカル（その他の医療専門職種）があって、共通の仕事をたくさん持つのがチーム医療の姿である。医師と看護師が共通の仕事をし、そこに臨床検査技師などのコ・メディカルが絡み合い、患者・家族までもが参与して総合的な医療になる。医師、看護師、検査技師などが一緒になって総合的な医療を実践するシステムをつくることが、日本の医療がこれから進むべき道である。

新しい医療

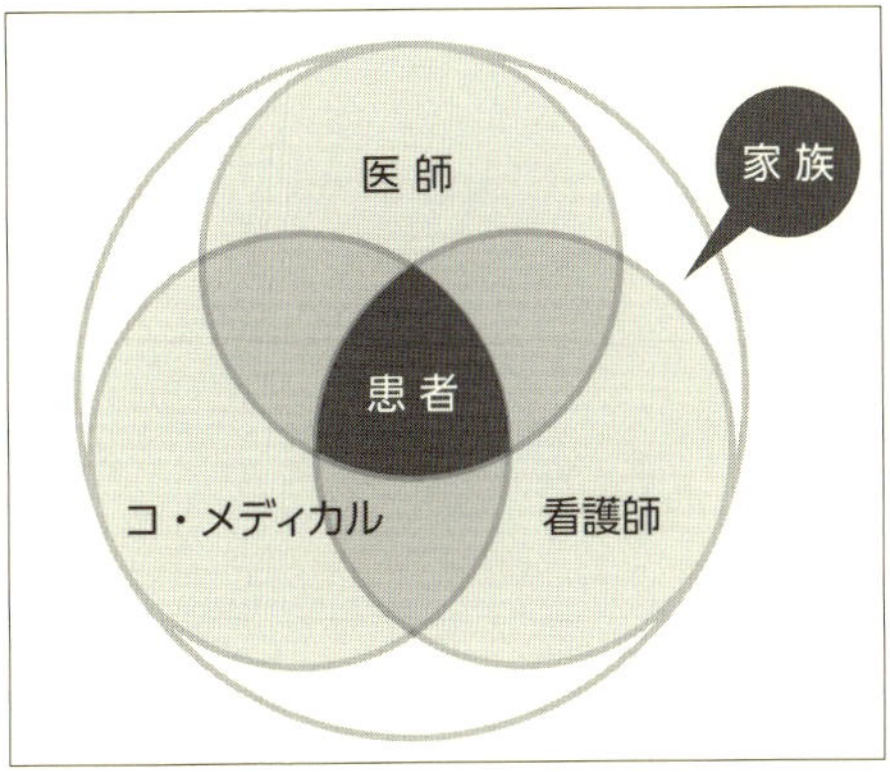

医師とナースの関係が、上官と部下の関係の

ように、ただ「命令を守れ」というものであってはならない。医師がする仕事の中に、すでにナースが介入しているという共通部分を持つことが大切である。いろいろな職種がいて、ただ一緒にやるというのがチーム医療ではない。命令系統ではなく互いの仕事が絡み合い、そこに家族までもが参与するという形が本来のチーム医療である。

リーダーは必ずしも医師である必要はない。医師がいなくても、状況に応じて「私がリーダーをやろう」とナースなどが担当すればいい。「先生を呼ばないと解決できない」というのではなく、その場で誰かがリーダーになればよいのである。

プライマリ・ケア機能の整備が遅れている

「フリーアクセス」には弊害もある

医療システムの基本は「3次医療」「2次医療」「1次医療」そして「予防医療」「自然環境」からなる（**図**）。3次医療はがんセンターや循環器センターなど、2次医療は総合病

医療システムの基本

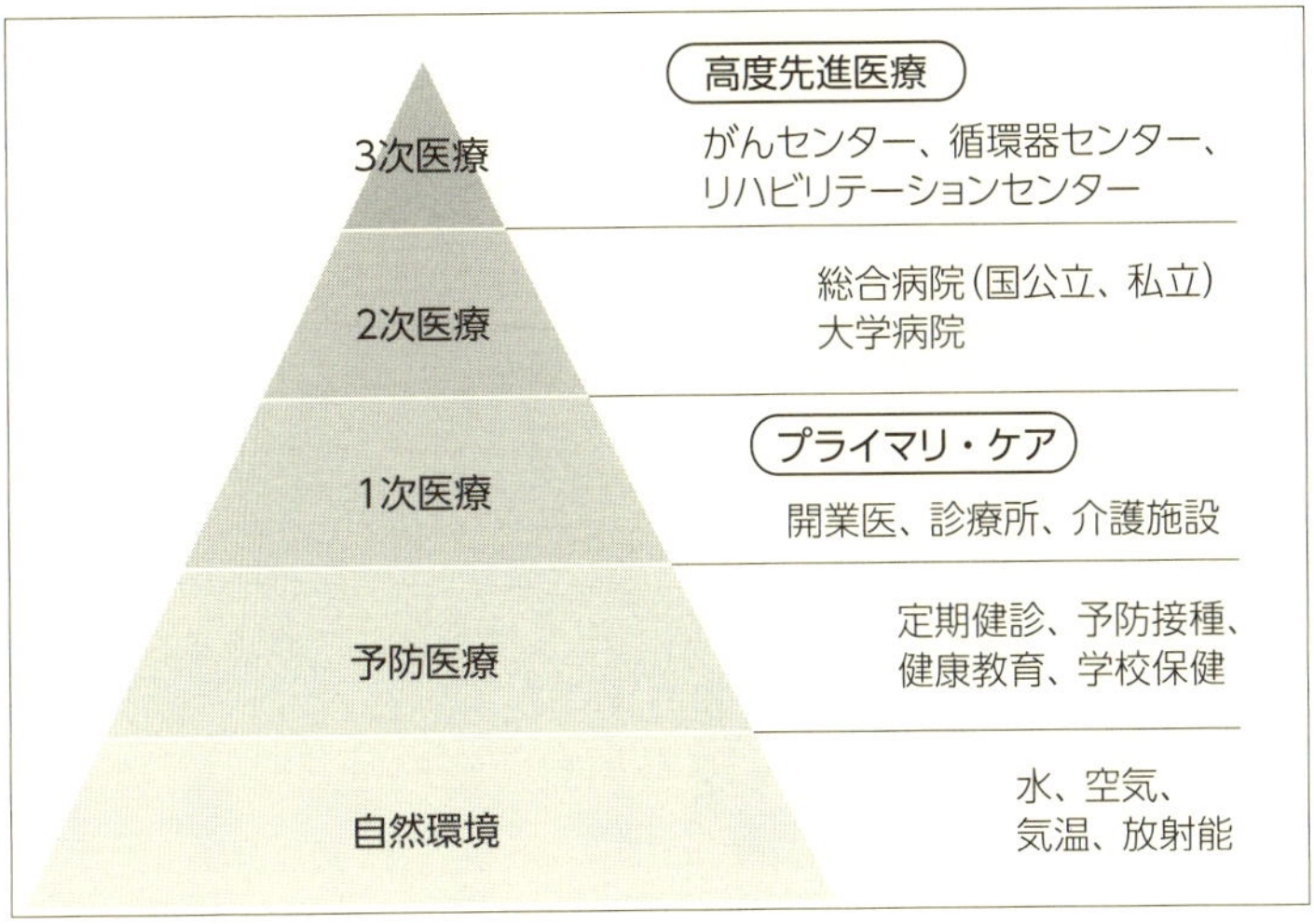

院や大学病院、1次医療(プライマリ・ケア)は診療所や介護施設が担う。予防医療は定期健診など、自然環境は水や空気、気温、放射能などである。

日本の医療システムで特に整備が遅れているのは、主に開業医が担うプライマリ・ケアである。私は、医療はプライマリ・ケアこそが大切であり、日本のプライマリ・ケアをもっと格調高いものにしていかなければならないと長年言い続けてきた。

プライマリ・ケアを担う医師は、臓器別専門医とは違い、幅広い総合医療を行わなければならない。2010年に日本

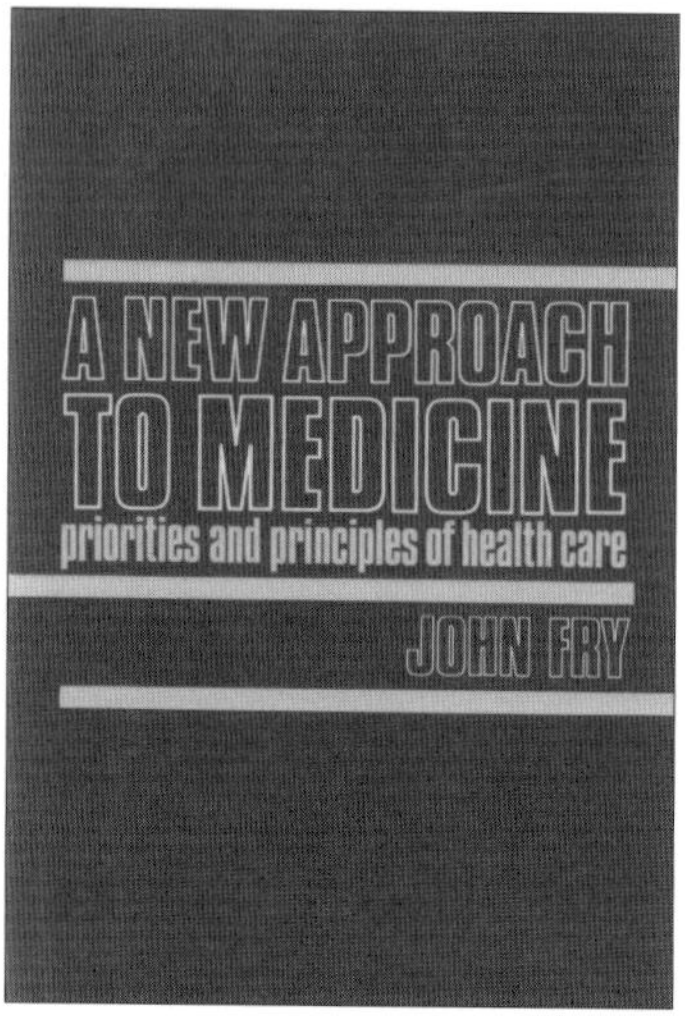

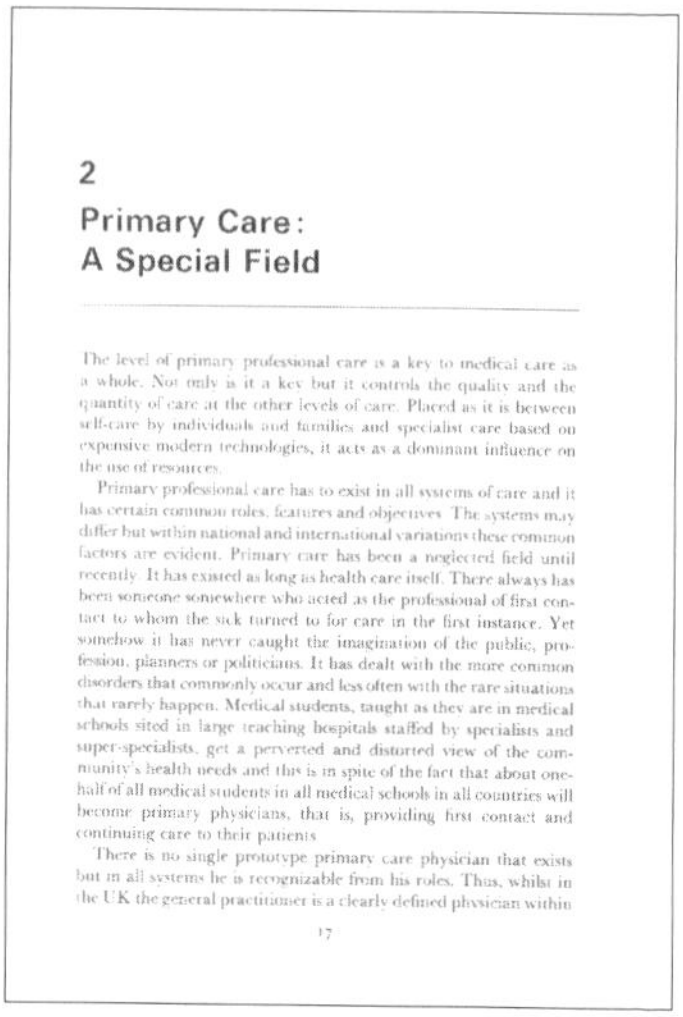

2

Primary Care:
A Special Field

The level of primary professional care is a key to medical care as a whole. Not only is it a key but it controls the quality and the quantity of care at the other levels of care. Placed as it is between self-care by individuals and families and specialist care based on expensive modern technologies, it acts as a dominant influence on the use of resources.

Primary professional care has to exist in all systems of care and it has certain common roles, features and objectives. The systems may differ but within national and international variations these common factors are evident. Primary care has been a neglected field until recently. It has existed as long as health care itself. There always has been someone somewhere who acted as the professional of first contact to whom the sick turned to for care in the first instance. Yet somehow it has never caught the imagination of the public, profession, planners or politicians. It has dealt with the more common disorders that commonly occur and less often with the rare situations that rarely happen. Medical students, taught as they are in medical schools sited in large teaching hospitals staffed by specialists and super-specialists, get a perverted and distorted view of the community's health needs and this is in spite of the fact that about one-half of all medical students in all medical schools in all countries will become primary physicians, that is, providing first contact and continuing care to their patients.

There is no single prototype primary care physician that exists but in all systems he is recognizable from his roles. Thus, whilst in the UK the general practitioner is a clearly defined physician within

17

「プライマリ・ケア」の概念を最初に提唱したジョン・フライの『A New Approach to Medicine』の初版本（1978年）。私はこれを紀伊國献三氏と共同で翻訳し、『プライマリ・ケアとは何か』（医学書院）という書名で1981年に出版した

プライマリ・ケア学会、日本家庭医療学会、日本総合診療医学会の3学会が合併して日本プライマリ・ケア連合学会がスタートし、ようやくレベルの高い開業医を養成する仕組みができてきたが、まだまだ不十分である。

プライマリ・ケアは最初にイギリスで発達した。イギリスの医療は国営のNHS（National Health Service）が提供しており、原則無料で受診することができる。地域住民はまず登録された一般医（GP）にかかり、GPは必要と判断

した場合に適切な病院・専門医を紹介する。そのため患者は勝手に病院に行くことができず、専門医にかかるには必ずＧＰの紹介が必要となる。そのようにゲートキーパーの役割を果たす医師がいるのがイギリス医療の大きな特徴である。

これに対し日本の健康保険制度は、保険証1枚あれば、近くの診療所にも行けるし病院にも行ける。がんセンターのような高度な医療機関にも行くことができる。1次医療から3次医療までどの医療機関にも行けるという「フリーアクセス」が保証されているため、患者は開業医で解決できることでもすぐに大学病院に行ってしまう。しかし大学病院で最初に診るのは教授ではなく、多くの場合は経験の浅い医師である。必要のない検査などをして最後に教授が診るので、非常に効率が悪い。

無駄のない医療を実現するためには、プライマリ・ケアをよくわかっている医師が地域の患者を診るシステムを確立する必要がある。地域の医療はできる限り開業医が対応し、必要な場合に専門医に患者を送るシステムができれば、医療の無駄を省いていくことができる。

医療システムの中で開業医が果たすべき役割は大きい

患者の意識も変えていく必要がある。病院に入院しても、退院後は地域のかかりつけの医師を受診し、病院での治療内容を報告するというのが本来のあり方だが、日本の患者はその病院に続けて診てもらいたいから、近くの診療所ではなく、その病院の外来に通おうとする。予防医療的な精密検診を受けた時も、その成績を地域のかかりつけの医師に見せて詳しく説明してもらい、「これはこうすればよい」とアドバイスを受けるのが本来のあるべき姿である。

医療システム全体の中で開業医が果たすべき役割は非常に大きい。いつでも患者の相談に応じ、専門医への紹介が必要な場合は、どの病院にかかればよいかも決める。そうして、患者の問題解決のためにはどうすることがベストかを常に考える。そのようなシステムをつくるためには、プライマリ・ケアを担当する医師に対して、無理せず生活ができるだけの十分な診療報酬を与える制度が確立される必要もある。

最近、ようやく日本の健康保険制度が変わって、医師の紹介なしに病院に行くと料金が高くなるシステムに変わってきた。入院医療も、患者の在院日数を短くして病床の回転率を上げたほうが収入が多くなる仕組みに変わってきた。このように医療を無駄のない形に最適化するシステムをさらに推進していく必要がある。日本の医療費はいまや40兆円を超えており、財政的に破綻している。政府は医療費を無理に減らすことを考えるのではなく、無駄な医療をなくし、必要な医療に集約するためにはどうすればよいかをもっと考えなければならない。

これからの医療を考えると、健康保険制度はもっと合理的な形にし、患者が追加の料金を出せば保険診療に上乗せして保険外診療も受けられる、いわゆる「混合診療」も推進していく必要があるのではないかと私は思っている。その一方で、高齢者医療、老人のケアは安心して受けられるよう国が十分に保障しなければならない。今の日本は高齢者の自己負担を増やす方向に進んでいるが、所得の低い人の自己負担は75歳以上になったら無料に近づけていくべきだろう。日本の若い世代の人は、自分たちもいつかはそうなるのだから、高齢者医療をしっかり支えてほしい。親の世代を大切にする美徳を、良い意味でシステム化するべきだと思う。

政府は予算配分を見直して、医療システムにもっと財源が回る仕組みにする必要がある。

軍備にかける予算が依然として高いまま推移しているが、これは大変な無駄遣いだ。少しでも医療や福祉に財源を回すように努力してほしい。

コラム③

私は「開業医」

開業医の役割はこれからますます大きくなる。開業医は「ちょっと体の具合が悪いな」という時に相談できる身近な存在でなければならない。「あなたは飲みすぎだからこうなっている」「過労だからこうなっている」と、病気の初期段階でファーストタッチをするのが開業医の大切な仕事。ファーストタッチとして開業医が生きた仕事をすることが医療費の効率化につながっていく。

開業医は普段から気軽に相談できる存在でなければならない。しかし最近の開業医の中には、職住分離にして、夜仕事が終わるとクリニックを閉ざして家に帰ってしまう人も多い。24時間いつでも相談を受ける体制をとるのが開業医の本来の仕事である。

今の病院は、オペレーターに「○○先生に相談したいので家の電話番号を教えてくれ」

と言うと、「先生の電話番号は教えられません」と言うところが多い。しかし私はかつて自分の主義で「僕のは教えてもいいよ」とオペレーターに言っていた。

「日野原先生の電話番号を」と患者さんから言われたら、オペレーターは「先生は『必要であれば電話番号を患者に知らせてもよい』と言われているから、どうしても必要だったらここにかけてください」と答える。そうすると夜中でも電話がかかってくる。「日野原です」と電話に出ると、患者さんは「ああ、先生、こんなに夜遅くにかけて申し訳ありません。どんどんどん悪くなるので、心配でかけたんです」と相談してくる。その時にいやな感じで「ああ、何ですか?」と言うのではなく、私はまず起きて座り直す。寝ながら返事をするのと、座って返事をするのとでは声の質が全然違う。

「日野原先生、こんな遅い時間にかけて…」「いやいや、さっきまで原稿を書いて起きていたんですよ」といった感じで返事をすると、患者さんはホッとする。「ああ、よかった、先生。どうしたらいいかわからず、朝まで待てないんです」「ああ、それじゃあね、聖路加病院に行くには距離がありすぎるから、近くの日赤病院に飛び込みなさい。『日野原先生の紹介で』と言って」。朝、私は日赤病院に電話をかけて、「夜中に紹介した人はどうなりましたか、私に知らせてください」と言う。そういうことを実際にやっていた。

私は病院の理事長で、その前は院長を務めてきた経験があるから、管理者として厳しく経営をする立場ではあるが、個人としては開業医のような気持ちをいつもどこかで持っており、患者さんにサービスできることの喜びをいつも感じている。患者さんに直接役立つ仕事ができると、医師になって本当によかったと思う。

世界に誇る日本の予防医療

日本の人間ドックは世界的に評価されている

医療費全体を抑えるためには「セルフケア」ももっと盛んにする必要がある。国民一人一人が病気の予防に関する知識を覚え実践していけば、無駄な医療費はかからなくなる。

3次医療、2次医療、1次医療を支えるのが予防医療だが、日本の定期健診は世界に冠たるものがあり、特に日本の人間ドックは世界的に評価されている。これは日本の医学が誇るべきものである。アメリカはこれができなくて非常に困っている。

私は1954年頃、国立東京第一病院（現在の国立国際医療研究センター）の小山善之内科医長らとともに予防医療的な人間ドックの取り組みを始めた。最初は、1週間泊まり込みの「短期入院精密検査」という名称だったが、あるジャーナリストが「船が1年の航海をした後、ドックでチェックを受けるようなものだ」と言って「人間ドック」という呼称を付け、全国的に普及していった。

わが国の人間ドックには、二つの大きな流れがある。一つは、1954年に国立東京第一病院で日本のオリジナルなものとしてスタートした宿泊ドック。もう一つは、アメリカで開発された総合健診で、自動化された検査機器とコンピュータシステムの接合で行われるため、「自動化健診」という名称で1970年に日本に導入された。私は、日本自動化健診学会を立ち上げ、その後、日本総合健診医学会に名称変更されたが、今も理事長を務めている。自分の健康はまず自分の責任下でコントロールすべきものという観点からも、予防医療としての人間ドックと総合健診に私は今なお熱意を持っている。

「成人病」から「生活習慣病」への変更を提唱

私は病気を予防するための生活習慣の改善も提唱してきた。旧厚生省は1958年に高齢者の脳卒中を予防するための検診を始める時、「老人検診」という名称では40〜50歳の人が来ないからと「成人病検診」という言葉をつくった。それを受けて日本成人病学会という学会まで出来たが、「成人病」という名称はおかしい。「アダルトディジーズ」と言っても「大人の病気」という意味しかなく、外国人には通じない。

その人がどんなに塩分・糖分を摂るかという食習慣や運動の習慣、あるいはお酒やたばこの習慣が重なり合うと発生する病気を、英語では「ライフスタイル・リレーテッド・ディジーズ」と言う。それを日本語に訳すと「生活習慣病」になる。私は30年間にわたって「『成人病』という用語は間違っているから、『生活習慣病』と言ったほうがよい」と主張してきた。1996年、ハンセン病患者の生活環境の改善に取り組んだ大谷藤郎氏(1924-2010)が厚生省審議官になった時にようやく取り上げてもらい、「生活習慣病」という名称が定着していった。

健康教育のポイントは「何をよく食べないか」

「30歳の体重」を維持しよう

日本は学校制度が発達し、教育レベルが高い。だから、「自分の健康は自分で守る」「家族の健康も互いに守る」という徹底した健康教育、ヘルス・エデュケーションも世界中で一番進めやすい国である。

ヘルス・エデュケーションの中で重要なのは「食べること」。何をどう食べるか、そして、何をよく食べないかがポイントである。

日本人は長い間、脳卒中が死因の第1位だった。しかし、減塩運動を進めた効果もあって、今は脳卒中による死亡が減り、がんによる死亡が増えてきた。そのような死因の変化に応じて食習慣、喫煙習慣などの生活習慣を変えていかなければならない。

一般的に先進国の人たちは食べる量が多すぎる。食べ物が豊富にある先進国は、カロリーが多い糖質や脂質などを摂りすぎる傾向があり、糖尿病になりやすい。糖尿病になると動脈硬化も進行しやすくなる。

文明病でもある糖尿病を予防するためには、肥満にならないように自分で自分の体重をコントロールしていく必要があるが、まずはどうコントロールすればどうなるかを理論的によく理解しなくてはならない。そのためには教育が非常に重要になる。基本的には「30歳の時の自分の体重」を維持するようにコントロールすればいいと考えるとわかりやすい。女性も20代まではスマートな体型を維持していても、30歳を過ぎると太りやすくなる。男性も宴会などで飲みすぎ・食べすぎの生活をしていると、お腹がだんだん出てくる。そうならないように、いつも「30歳の体重」を意識してほしい。

「健康寿命」を「平均寿命」に近づける

高血圧対策は減塩が最も効果がある。日本食というのは塩をたくさん使うが、特に東北地方など寒い地域は塩分摂取量が多くなりやすい。寒い地域は味噌汁でも熱いものを好む傾向があるが、熱いものにすると塩気を感じにくくなるので、味噌や醤油を必要以上に入れてしまう。戦争中、海軍は軍艦上でご飯を炊く時に水の代わりに海水を使って炊いた。

そうするとご飯がとてもおいしくなる。しかし冷めてしまうと塩気が強すぎて食べられない。寒い地域では塩分を摂りすぎないように料理を工夫し、生活習慣を変えていく教育が特に重要になる。

かつて長野県は塩分摂取量が多かったが、塩分を摂りすぎるのはよくないという教育を徹底することで減塩に成功し、いまや沖縄県を抜いて日本一の長寿県になった。一方、沖縄は、男性が米軍兵士らと同じような食事を摂りだしたので、コレステロールや塩分の摂取量が増えてきた。

アメリカでは調理中にあまり塩を使わず、料理が出来てからテーブルソルトで味を加減するから、脳卒中が少ない。私は日本の主婦によくこうアドバイスをする。「もしあなたのご主人が会社からイライラしたような状態で帰ってきた時には、イライラしていると料理の味も見ないで塩をバーッと振りかけるから、テーブルソルトの半分をテープでふさいで穴を半分にしましょう。そうすると6回振っても3回分しか出ません」

日本は世界一の長寿国であるが、私はこのような教育を進めることで、今の平均寿命に「健康寿命」（健康上の問題で日常生活が制限されることなく生活できる期間）を近づけて

日本人の健康寿命

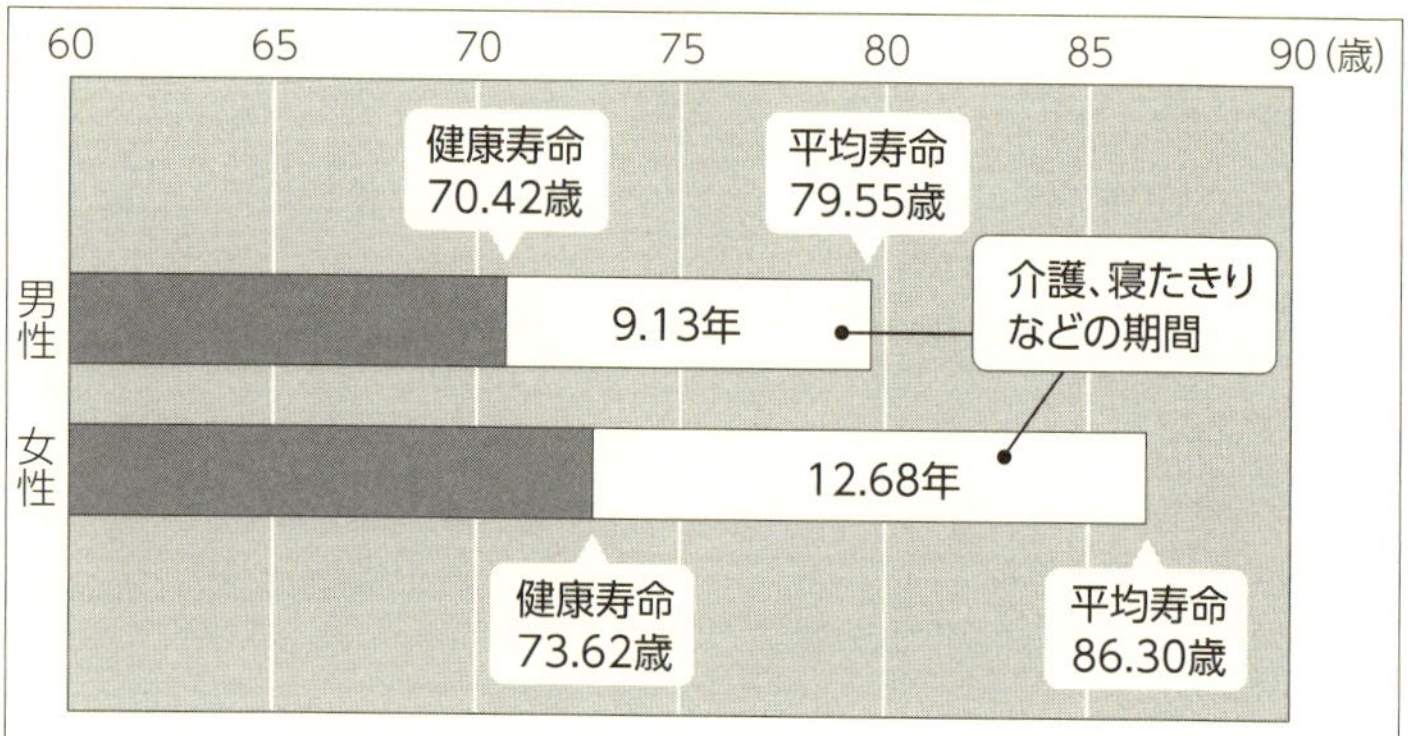

厚生労働省「健康日本21（第2次）の推進に関する参考資料」（2012年7月）

いきたい。特に女性に対して国民運動を起こすように教育をすると効果があると考えている。そうすることで長野県は世界一の健康地域になったという実績がある。

禁煙運動を進めることも大切である。たばこはCOPD（慢性閉塞性肺疾患）を引き起こす重要な原因とされ、まず家庭に住む子どもに悪影響を与える。

日本は未成年の喫煙率がまだ高い。アメリカは禁煙先進国で喫煙率も低くなったが、「メイド・イン・USA」のたばこは作り続け、東南アジアの若い人をターゲットにして売り続けている。日本もたばこ対策を徹底して、喫煙率をもっと減らさなくてはならない。

私の1日の食事

摂取カロリー

1日の総摂取カロリー＝1300キロカロリー

- たんぱく質　60g
- 脂肪　70g
- 炭水化物　125g

基礎代謝：1200キロカロリー

現在の食事例

朝食（400キロカロリー）

- オリーブ油　15cc（大さじ1）
- アップルジュース　150cc
- レシチン（大豆製品）　小さじ4
- 牛乳　200cc
- バナナ　1本

朝食

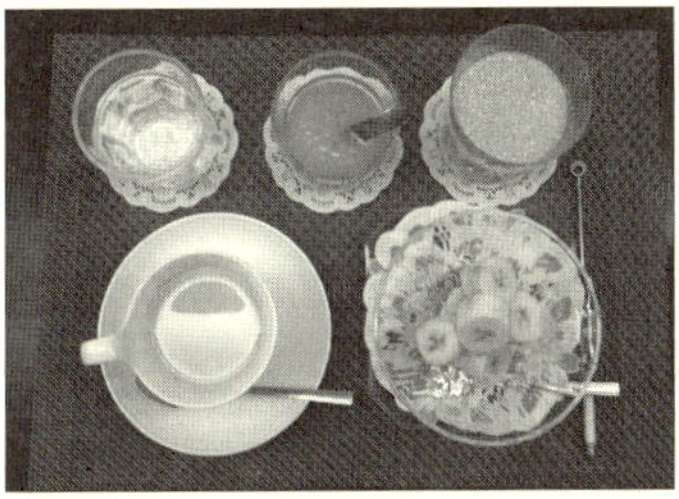

昼食（190キロカロリー）

- 牛乳　200cc
- クッキー　3枚

夕食（710キロカロリー）

- ヒレ肉（週2回）　90g
  魚（週5回）
- 野菜スープまたは
  味噌汁（豆腐入り）　200cc
- 野菜大皿1杯+ドレッシング
  （ゴマまたはオリーブ油）
- デザート
  アイスクリーム　80g
  バームクーヘン　20g

夕食〈魚の場合〉

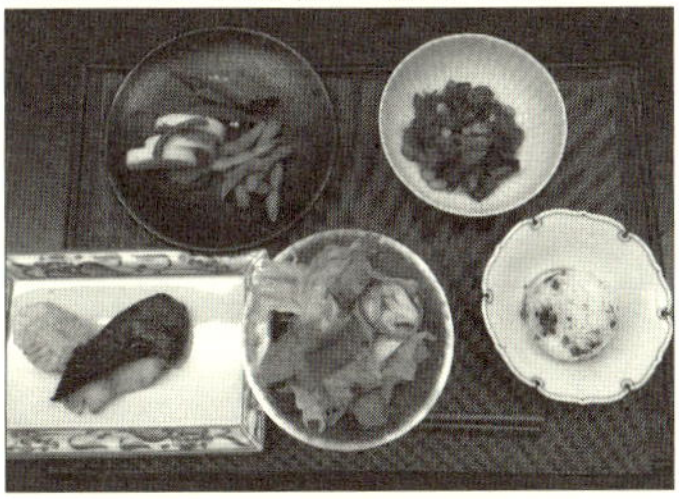

オリーブ油は動脈硬化の予防に効果があるというエビデンスがあり、地中海食を食べるギリシャ人やイタリア人は心筋梗塞や脳卒中で死亡する人が少ない。私はそれを信じて、毎朝オリーブ油を大さじ 1 杯飲むようにしている。牛乳は骨粗鬆症を予防する意味で 1 日に 2、3 本飲んでいる。

Ⅳ　次世代リーダーへのメッセージ

「人生のモデル」を持つことの大切さ

学者・研究者の「伝記」を読もう

私にとって人生の最大のモデル、模範とすべき医学者は、誰をおいてもウィリアム・オスラーである。

オスラー教授にも3人の恩師がいた。1人は、17歳のオスラーの目を自然の神秘の世界に向けさせたジョンソン牧師。もう1人は、オスラーを医学の世界に導いたトリニティ大学のボヴェル医師。それから、マギル大学でオスラーを指導した内科のハワード教授。その3人を人生のモデルにしたとオスラーは語っている。その話を読み、私も「我々は身近にモデルを持つべきだ」と考えるようになった。リーダーシップを発揮できる医療者となるためには、自分のモデルを持つことが非常に有用である。

私はクッシングが書いた『ウィリアム・オスラー卿の生涯』を読み、私自身もオスラーの伝記を書いたが、基礎医学でも臨床医学でも学者の伝記を読むのはとても勉強になる。

私はキュリー夫妻の伝記を読んだ時も非常に感動した。医学生の時代には学者や研究者の伝記をできる限りたくさん読んだほうがいい。適塾をつくった緒方洪庵、日本で最初の全身麻酔をした華岡青洲など、日本人の伝記を読んでおくことも良い経験になる。

医学教育のカリキュラムに医学史があるが、学生は「面白くない」と言ってあまり受講しない。しかし私は、医師になる者は、基礎医学にしろ臨床医学にしろ、医学の歴史を深く理解する必要があると思う。

日野原版ベッドサイド・ライブラリー

もちろん医学以外の教養も幅広く身につける必要がある。第Ⅰ章でオスラーの「医学生のためのベッドサイド・ライブラリー」(36頁)を紹介したが、私がこれまでに考えた日野原版ベッドサイド・ライブラリーを次に掲げる。

【医学生のためのベッドサイド・ライブラリー(日野原重明版)】

①ウィリアム・オスラー『平静の心』(医学書院)

②マルクス・アウレリウス『自省録』（岩波文庫）
③『プラトン全集』（岩波書店）
④フーフェランド『医戒』
⑤シェイクスピア『マクベス』その他
⑥トルストイ『イワン・イリッチの死』（岩波文庫）
⑦ヴィクトール・E・フランクル『夜と霧』（みすず書房）、『それでも人生にイエスと言う』（春秋社）
⑧マルティン・ブーバー『我と汝・対話』（みすず書房）
⑨エリク・H・エリクソンほか『老年期—生き生きしたかかわりあい』（みすず書房）
⑩サン＝テグジュペリ『星の王子さま』（岩波書店）
⑪ヘルマン・ホイヴェルス『人生の秋に—ホイヴェルス随想選集』（春秋社）
⑫ミシェル・フーコー『臨床医学の誕生』（みすず書房）
⑬シシリー・ソンダースほか『Living with Dying』（Oxford Medical Publications）
⑭細川宏『病者・花—細川宏遺稿詩集』（現代社）

⑮エーリッヒ・フロム『愛するということ』(紀伊國屋書店)
⑯『リルケ詩集』(みすず書房)
⑰アン・モロウ・リンドバーグ『海からの贈物』(新潮文庫)
⑱エリック・J・キャッセル『癒し人のわざ』(新曜社)
⑲夏目漱石『思い出す事など』(岩波文庫)
⑳日野原重明『医の道を求めて―ウィリアム・オスラー博士の生涯に学ぶ』(医学書院)

フーフェランド(ベルリン大学教授　1762-1836)の『医戒(Enchiridion Medicum)』は、緒方洪庵によって「扶氏医戒之略」という名で翻訳され、早い時期に日本に紹介された。

『イワン・イリッチの死』はトルストイ(1828-1910)が58歳の時に完成した作品。イワン・イリッチという裁判官が不治の病にかかって45歳で亡くなるまでの過程が描かれている。イワン・イリッチを診察する何人かの医師も登場する。

『老年期』のエリクソン(1902-1994)は「死に向かって成長する」という考え

を示す。老年医学の名著である。

サン＝テグジュペリ（１９００－１９４４）の『星の王子さま』に出てくる「たいせつなことは、目に見えないんだよ」という言葉は、「いのちの授業」で10歳の子どもたちに話をする時によく紹介する。

夏目漱石（１８６７－１９１６）の『思い出す事など』は、胃潰瘍の悪化で血を吐いて死にそうになった時のことを書いたもの。やはりこの人が書いたものは素晴らしい。

医学生が読む本としては、この中の『病者・花』という遺稿詩集を必読書として勧めたい。細川宏先生（１９２２－１９６７）は東大の解剖学教授をしていた人で、がんのために44歳で亡くなった。私が一番好きな詩は「しなう心」と題した次の詩である。苦しみに耐えて雪解けの春を待つ、たわんだ笹の葉のような病者の心境が実によく表現されている。

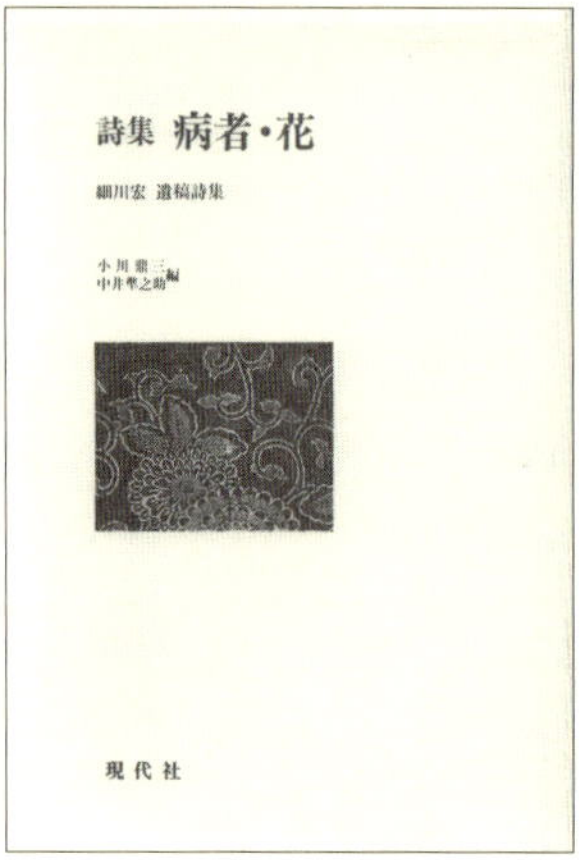

『病者・花』

苦痛のはげしい時こそ
しなやかな心を失うまい
やわらかにしなう心である
ふりつむ雪の重さを静かに受けとり
軟らかく身を撓《たわ》めつつ
春を待つ細い竹のしなやかさを思い浮かべて
じっと苦しみに耐えてみよう

現場の医療従事者の方々も、この詩集を必ず読んでほしいと思う。

「狭き門」より入らなければ本当の生にたどり着けない

このほか、神学者ニューマン（1801-1890）の言葉も非常にいい。「教師の人間としての感化力は、教育制度なくしてもその力を示すことができるが、教育制度は、教師の感化力なくしてはその機能を果たし得ない。感化力あるところに生命（life）あり、感化力なきところに生命（life）なし」。感化力がない時、教育は機能しないとニューマンは言う。医学教育も情熱がないといけない。その情熱が感化力になる。情熱なくしては本当のものは実らない。

アンドレ・ジッド（1869-1951）の『狭き門』にも非常に感動した。ベッドサイド・ライブラリーに追加したい作品である。この小説では、アリサとジュリエットという2人の姉妹が同じ男性に恋心を抱くのだが、アリサはジュリエットに彼を譲ろうとする。私は医学生の時、この小説を原語で読みたくて、京都東山・九条山の斜面にあったフランス語の学校に通ったことがある。『狭き門』を読むのは難しいと思ったが、ジッドの『女の学校』は読みやすく、何とか原語で読めるようになった。その後、私はフランスの詩人ヴェルレーヌ（1844-1896）の詩も好んで読むようになった。

「狭き門より入れ」という聖書の言葉があるが、私たちは広い門をイージーに行くのではなく、狭い門より入らなければ本当の意味の生にたどり着けない。

「狭き門より入れ。滅びに至る門は大きく、その道は広く、これより入る者多し。いのちに至る門は狭く、その道は細く、これを見出す者少なし」（「マタイによる福音書」7章

13～14節）

例えば、２０１１年３月11日に起きた東日本大震災でも、津波が押し寄せてきた時、逃げる道があるのに、人々の上手に立つのではなく下手に立って、「先に行きなさい」と言って逃げ遅れた人がいる。そうして犠牲になった人は、たとえ死んでも「死んで生きる」ということがある。逆に、いち早く高い所に避難して、後から来る人に「早く、早く」と上から声をかけた人は、「あの時、なぜ自分がしんがりとなってみんなを先にやらなかったのか」と罪悪感が生涯残るかもしれない。もし、３・11の時のことをよく書いた作家がいたら、私はその作品もライブラリーに入れたいと思う。

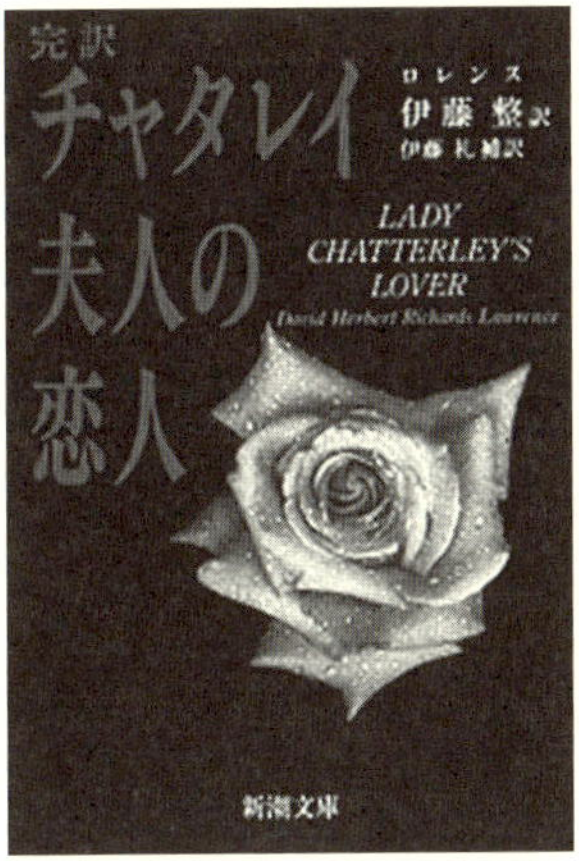

現在刊行されている新潮文庫版
『チャタレイ夫人の恋人』

小説では、Ｄ・Ｈ・ロレンス（１８８５-１９３０）の『チャタレイ夫人の恋人』もこころの一冊となっている。大学医学部1年の時、映画館ばかり行って学校をさぼっている英文科の友人がいたので、「君ね、学校さぼっているけど、それなら僕が君の代わりにこっそり傍聴するから」と言って英文科の講義を傍聴した。そうしたら『チャタレイ夫人の恋人』の講義をしていた。この作品はその後伏せ字が多くなってあまり読めなくなったが、私が読んだ時には伏せ字がなかった。男爵の妻が森番の男を愛するというこの小説を読んで私はかなりのショックを受けた。

医学生や看護学生も含めて医療に従事するあらゆる職業の人は小説やエッセーを幅広く読むべきだと思う。

「テンダーマインド」で傷ついた心をサポートする――

医療は一般の経済活動とは違う

若い世代の医師たちには「医療はどこまでも奉仕だ」という考え方を持ってもらいたい。「医師だから高給を取っていいんだ」「医療はビジネスだ」などと私は考えたくない。どこまでも奉仕の精神が基本にあるべきで、収入は妥当なインカムさえあればいい。「儲かるから医者になる」という医学生は歓迎したくない。

自分で仕事にやりがいと意義を発見すれば、特別に立派な家を持ったり、立派な自動車を持ったりしたいとは考えなくなる。アメリカの医師の多くは高級車に乗ったりはしていない。特に大学の医師はオンボロで満足している。

医療は一般の経済活動とは違う。経済のルールだけではうまくいかない。医療そのものはどこまで行っても奉仕だという基本的な考え方があるからこそ、医師は尊敬される。一般の人たちも尊敬できる医師にかかりたいと思っている。いい車を持っているから尊敬されるということはない。

これからの医師は、医学的な能力の高さよりも、患者の側に立って考えることを重視する医師であってほしい。常に患者の側に立って考える「ヒューマニティーの精神」こそ医療の中で最も大切にすべきものである。心と体の両方をサポートしてくれる医師を患者は求めている。単に学問的にではなく、「テンダーマインド」を持って傷ついた心をサポートしてくれる医師が必要とされているのである。

ホスピスや緩和ケア病棟で、いよいよ患者があと数時間で亡くなるという時、担当の看護師は入院の記録の中に日付や時間とともに「TLC」（テンダー・ラビング・ケア）と書き、サインをする。それは、ここからは夜勤の時間がどうとか、勤務交代があるとかいうことは考えず、「最高のケアを与えましょう」という決意である。それで他の医師もコ・メディカルも「もうあと1日あるかないかだ」ということがわかる。「行きたい音楽会があるので失礼します」などということは言わず、惜しいけれどもそのチケットは友人に譲って、自分たちが最期のケアをしようという態勢になるのがテンダー・ラビング・ケアである。

ホスピスの真髄──Being with the patient

世界で最初に近代的なホスピスをロンドン郊外に建てたシシリー・ソンダース先生（1918-2005）に私は3回ほど会ったことがある。3回目の対談は岩波映画が撮影した。その時、「ひと言で言えば、ホスピスケアというのはどういうことですか」と私が尋ねると、ソンダース先生は少し考えて「Being with the patient」（患者と共にあること）と答えた。患者を見送る時、送られる者・送る者という区別なく、患者と一緒に死ぬように、共にあること。「Being with the patient がホスピスの真髄ではないか」と彼女は言った。それを私は非常に貴重な言葉として受け止めた。

1人では死なせないで、一緒に死んであげるように、そばにずっといる。患者の言葉をよく聞き、患者の心が落ち着かない状態であれば、患者の手を握ってマッサージをする。「1人で死ぬのではなく、みんなに守られて自分は逝くんだ」という感覚を患者に持ってもらう。それがホスピスの真髄である。そういう場面では「テンダー」の持つ意味がいよいよ大切なものになる。

そういうケアを徹底すれば、「こういう温かい環境で死ぬのだから、私は死を受け入れてもいい」という気持ちを患者は持つようになる。「イライラしているからモルヒネを使って少し眠らせよう」などということはせず、意識がある間に患者をテンダー・ラビング・ケアの状態に持っていき、患者が安らかな気持ちを持って死ぬことができれば、それは「最高の死」だと私は思う。

以前、がんセンターに入院していて、死に対する不安が強く、食事もまるでできないという末期の患者がいたが、私の財団が経営するピースハウス病院（神奈川県中井町）に

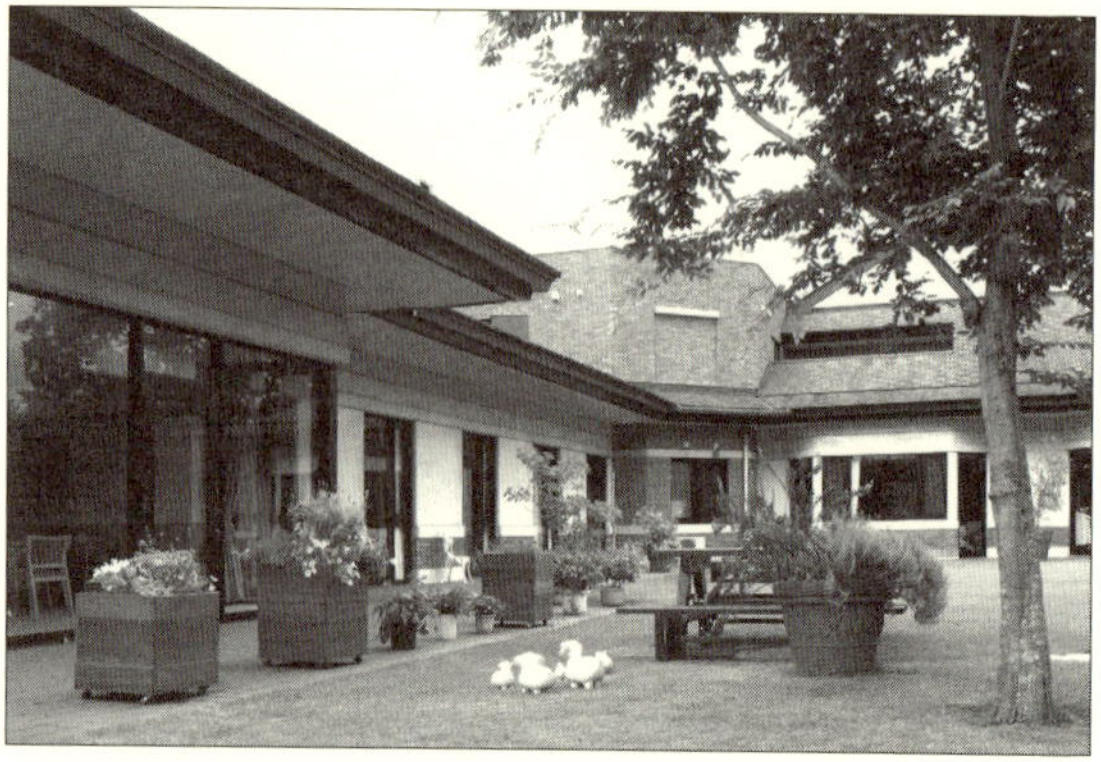

ピースハウス病院

移ってからは、食事をしても「おいしい」という言葉が出るようになった。それを見た奥さんは「今までは『食べられない。もういいよ、もういいよ』という感じだったのに、ここに来たら『もう少し欲しい』と言うようになった。食べたいという感覚が戻って、主人は別人のようになった」と驚いた。

その患者は2週間ほどそういう状態が続いた後、穏やかに息を引き取られた。このように環境が良くなると人間は変わる。ピースハウス病院はゴルフ場の一角の富士山が見える場所にあり、地理的な環境は抜群である。

日本には独立型のホスピスは数カ所しかない。病棟の一角につくる緩和ケア病棟が多いが、自然環境が良い場所にホスピスを建てることには非常に大きな意味があると私は思っている。

日野原流診察術

患者に確認させるように話すのがコツ

日本の医学生は医師の資格を持っていないので、「僕たちはまだ学生だ」という意識が強い。ところが、アメリカなどでは患者は医学生のことを「ドクター」と呼び、医学生自身も医師になったつもりで診察をする。彼らは見習いの医師ではないということを患者に見せるための診察術を心得ている。

診察術というのは診察の仕方や手順である。診察の手順がスムーズであれば、患者は安心する。医学生であっても医師と同じような態度で落ち着いて診察をすることが大事になる。

問診の時には、診療録に書いてある既往症などを確かめるように「こういう病気をやったでしょう」と患者に言う。そうすると患者は「自分のことをよく理解しているな」と感じて安心する。患者に「あなたはいくつですか」などと記録に書いてあることを聞いてはいけない。「前にどんな病気をしましたか」などとわかっていることは聞かず、患者の年齢や既往歴を理解した上で、「あなたはこういう時にこういう病気をしましたね」と確認をさせるような話し方をするのがコツである。

一番必要なのは「言葉によるタッチ」

「あなたは○○の頃にこの病気をしましたね」と言うと、患者は「そうです」と言いながら「この先生は自分のことを心得て診察をしているな」と感じる。そのように最初に安心感を持たせることが大事で、そのためにはデータを事前に把握し、それを患者に確認させるような話し方をしなければならない。一番必要なのは「言葉によるタッチ」である。

アレルギー体質があるかなどといった重要な情報についても、記録に「アレルギー体質がある」と書いてあれば、「あなたは○○の頃からカニを食べるとアレルギーを起こすようになったのですね」と確証を得るように尋ねる。その患者は「よくわかってくれているな」と安心感を持ち、たとえ医学生であっても医師として認めるようになる。そのような問答の仕方を習得すれば、診察術が身についていく。

診察術に関する教科書は日本にはあまりないが、カリフォルニア大学サンフランシスコ校のローレンス・ティアニー教授が書いた『ティアニー先生の診断入門』（医学書院）には、私が考えるような診察術のエッセンスが詰め込まれている。ティアニー教授が言っていることも「日野原流診察術」だと思って医学生には勉強してもらいたい。

コラム ④

日野原流講演術

私は100歳を過ぎてからも全国を回って講演活動をしているが、魔法にかかっているのか、年を取るにつれてますます講演の仕方がシャープになってきた。聴衆に対して説得力のある話をする話術が以前よりも上達してきたように思う。

講演で成功するための秘訣は、最初の5分間にどれだけ「ユーモア」を出せるかにある。ジョークというよりも品のいいユーモア。それをうまく出すと聴衆が話に溶け込んでくる。それが話術というものである。

その時に大事なのは、ユーモアになる材料である。「これを言えば笑うから」という意

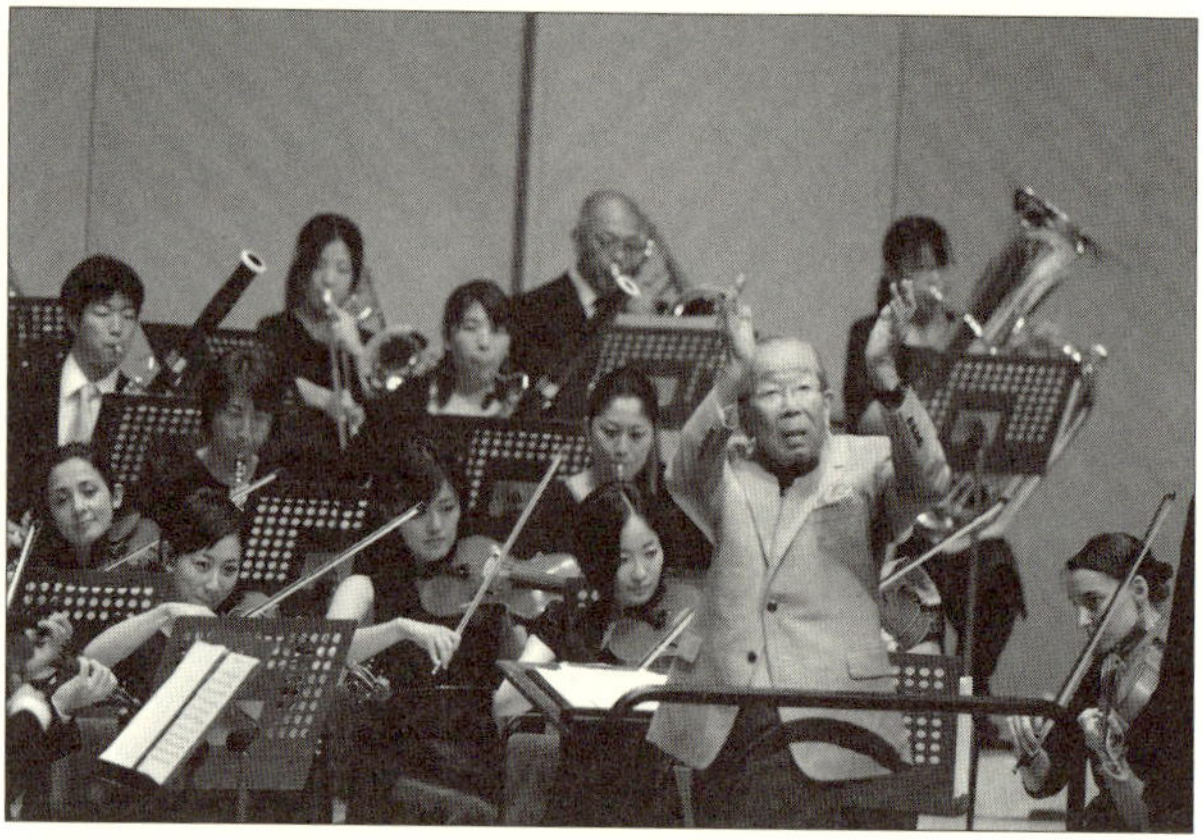

「101歳記念祝賀の夕べ」コンサート（2012年10月）でヨハン・シュトラウスI世「ラデツキー行進曲」の指揮をする著者

図があってはつくられたものになってしまう。自然に話す中で「ああ」と思うようなことが頭に落ちてこないといけない。意識してやるのではなく、聴衆との出会い、その場の空気を感じる中で、ふと「こうやってみよう」という気持ちになり、自然に行動するのである。

私が日曜日に教会で説教をすると、牧師さんが説教する時よりも受洗者が増えるという事実があり、「1年に1回説教をしてほしい」と依頼をする教会が増えている。聖書の話などまじめな話を一方的にしていても、聴く人の心の中に浸み込んでこない。みんながもっと一体になる雰囲気を早い段階でつくることができれば、「ああ、今日はいい話を聴いた」と感じてもらえる。

私は講演会場でフロアと一緒に合唱をする時などに自ら指揮をすることがあるが、指揮の仕方も普通の人とは違う。歌う人を刺激するように、体を揺さぶりながら指揮棒なしで両手を振る。そうすると、一人一人が自分に向かって指揮をしてくれているように感じるようである。

東京の有名な指揮者が私の指揮を見て、「ああいう指揮の仕方があるということを僕は初めて知りました。勉強になりました」と言ってくださったことがある。私は冗談で「私の指揮は小澤征爾にも負けない」と言っている。

日野原流時間活用術

本当の寿命は何年生きたかではない

人間はいのちの時間を「何年生きたか」「何歳まで生きたか」で決めようとする。しかし、本当は、「1日をどう使うか」――充実した時間を過ごすか、無為に過ごすかでいのちの時間は変わる。1日を「生きた時間」として使うためには、アクティブに行動しなくてはならない。

私はかつて、原稿を書く時は、週に1~2回徹夜をし、寝るとしても午前2時頃に寝るという生活をしていたが、98歳の頃に体力を考えて、早寝早起きの生活に切り替えた。

そうすると、昼間の時間をどう使うかが重要になってくる。私は新幹線に乗ったら必ずものを書く。東海道新幹線は軌道が古いためか横揺れが多くて書きにくいが、東北新幹線や上越新幹線は軌道が新しく横揺れが少ないのでしっかり書ける。

飛行機に乗った時は、例えばアメリカまで11時間かかるとすると、そのうち3時間は寝て、残りの8時間はものを書く。現地に着いて夜寝る時は、強めの睡眠剤を上手に使って8時間くらいぐっすり寝る。ジェットラグ(時差ぼけ)を克服するために上手に睡眠剤を使えば、明くる日には普通に仕事ができる状態になる。

「プロダクティブな仕事をする時間をできる限り長く持つ」というのが私の時間活用術である。飛行機に乗る時は、出発の時刻が遅れたりするし、早くからベルトを締めなければいけないのですぐには仕事ができないけれど、新幹線などは乗ればすぐに仕事ができる。

私は膝の上でものを書くためにスコットランド製のラップデスクをいつも持ち歩いて

いる。それを膝の上に乗せて書きものをすると、だいたい2～3時間新幹線に乗るだけで、400字詰め原稿用紙6枚ほどの原稿が書ける。俳句を作ったり、長い詩を書いたり、たまに作曲もしたりと、あるがままに原稿を書くことが多い。何年生きて仕事をしたかよりも、本当の意味でプロダクティブに使用した時間が実在の私の時間になるという考えで生活している。

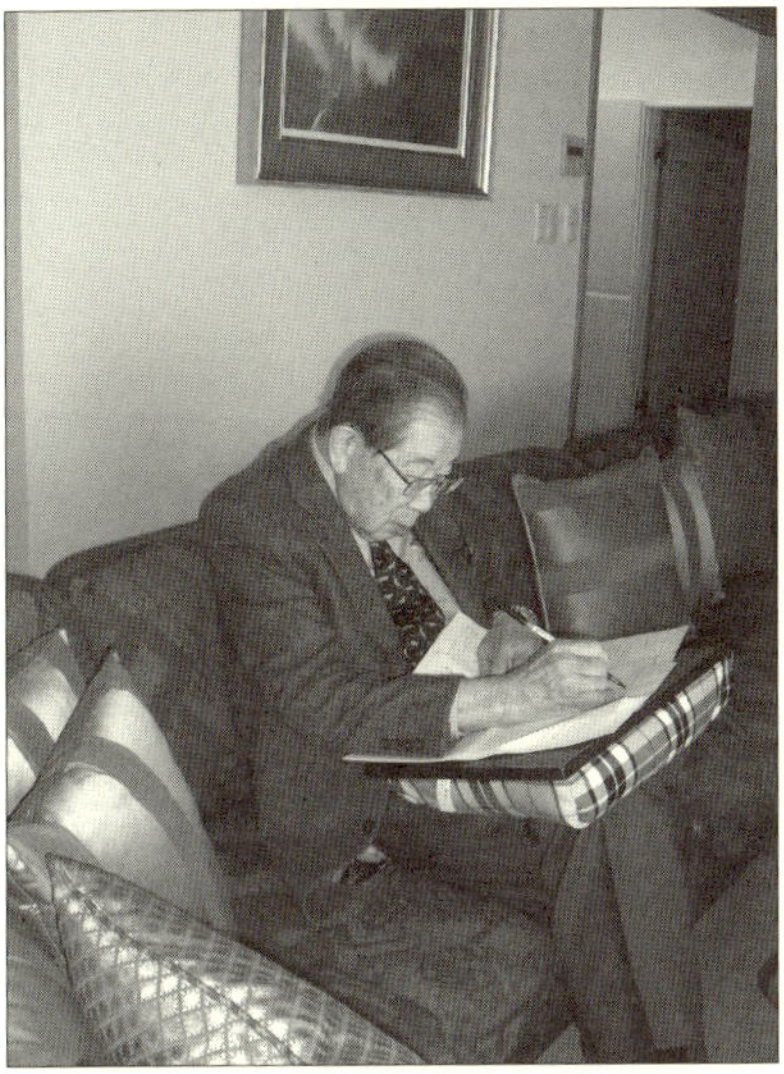

愛用のスコットランド製ラップデスク

「忙しい時にどうしてあれだけの原稿を書いたり、詩を書いたり、作曲をしたりできるのですか」とよく人に聞かれるが、私は書斎で原稿を書くことはほとんどない。書斎で構えて書くよりも、変化のある環境下で書いたほうが新しい発想が出てくる。家でも、病院でも、自分の机では作業をしていない。動いている中でプロダクティブな仕事をするのである。

プロダクティブに使用した時間が私の本当の寿命になる。本当の寿命は何年生きたかではない。私が使った実質的な時間を考えていくと、普通の人よりもはるかに長く生きていることになるだろう。

仕事の中に幸福を感じる

「先生、忙しくて大変でしょう」とよく言われるけれど、私は無理に努力しているつもりはない。かえってやり遂げることに快感を覚えている。

特殊な時間を私はいつも楽しんでいる。義務として時間を使うことはない。「いつまでにこの原稿を書いてほしい」と言われても負担にはならない。「いついつに九州に行くから」「ここで2泊して学会に出るから」と考えて、旅をする間、あるいは学会に出る間に自然に原稿はできるから、締切に追われるという感じはしない。入稿の期限に遅れて出版社からやいやい言われたことはいまだかつてない。出版社にとっては非常にありがたい著者ではないかと思う。

すべてを楽しんでやること。そうすれば、義務感もなく、苦痛もなく、縛られずに非常に心地よく仕事ができる。アラン（1868-1951）が『幸福論』を書いているが、私は著作をすること自体で幸福感を持つ。どこかで休養する、安静にする、遊びに行くという幸福論ではない。仕事の中に幸福を感じるというのが私の幸福論である。

ターミナルケアは時間を超越する

あえて死期を告げたほうがよい場合もある

私は終末期の患者に対して、死が近づいたということを率直に話すことがある。熱心なキリスト教信者や教職の人に対しては、「あなたの意識があるうちにお別れのお祈りをしましょう」と言って、あらかじめお別れの会をすることもある。仏教徒の患者でも死期を告げるほうがよい場合がある。

仏教哲学者の鈴木大拙先生の終末期はとても痛く苦しいものだったので、主治医の私は

「モルヒネを使ってあなたの苦しみを取ってあげましょう」と言った。そして、いよいよ死期が迫ってきた時、「鎌倉の円覚寺の朝比奈宗源管長ほか要職の方々が心配して部屋の外で待っておられるのですが、お会いなさいますか」と尋ねると、大拙先生は「誰にも会わなくてよい。私は一人でよい」と答えて、眼を閉じられた。

岡村美穂子さんという若い女性の秘書がじっと付き添っていたが、岡村さんはそばにいるだけで何も言わない。当時京都大学文学部教授だった西谷啓治先生の記録によると、岡村さんは鈴木大拙先生が息を引き取られるまで付き添っていながら「先生がそこに動かずに横たわっていられたことが、生きていることの続きのように思えて、生きている先生と死なれた先生の間に、さほどの大きな変化の起こったような気がしなかった」と言われたという。そのようなユニークなお別れの仕方もある。

私の場合には、やはり死期が迫っているということをごまかさないではっきり言ってほしい。そうしてくれれば、私は死の準備ができる。本当に死期が近づいたら、フォーレ（1845-1924）の「レクイエム」をかけてもらいたい。私は「昇天する時に手を挙げるから、レクイエムの第2曲、第3曲をかけてほしい」という冗談をいつも言っている。

時間を超越して共にあること

終末期のケアでシシリー・ソンダース先生の言われる「Being with the patient」が実現する時、医療者は時間を超越して、死にゆく患者と共にある。時間を超越して共にあること――これが最高のケアのアートである。

その時、医療者は患者と一緒に死ぬのだけれども、時間を超越した永遠のいのちを感じる。宇宙のヒストリーから考えると、人のいのちは本当に瞬く間に過ぎていく。これは、私の好きな旧約聖書の詩編90篇9-10節に「人生はため息のように消えうせます。人生の年月は七十年程のものです。健やかな人が八十年を数えても得るところは労苦と災いにすぎません。瞬く間に時は過ぎ、私たちは飛び去ります」と書かれていることでもある。

人生は本当に瞬く間に過ぎていく。宇宙の流れからすれば、人間のいのちは一瞬にも足りないようなものだけれど、その一瞬は時間を超越したいのちとして存在すると私は考えている。

いつでも「新しいことへの挑戦」を続けよう――

「新老人の会」と「いのちの授業」への挑戦

私は85歳の時、「間もなく90歳になるから何か新しいことを始めたい」と思い、それから5年間考え、90歳を迎えた2000年に「日本では75歳以上の人を『後期高齢者』と言って、どうしようもない高齢者のように言っているが、あのいやな言葉はやめてしまおう」と「新老人の会」を立ち上げた。

アメリカでは高齢者を尊敬して the elderly と呼ぶ。私は association of the elderly として「新老人の会」をつくり、75歳以上を「シニア会員」、60歳~74歳を「ジュニア会員」、60歳未満を「サポート会員」として世代を超えた運動を起こした。

「新老人の会」には三つのスローガンがある。一つ目は「愛し愛されること」、二つ目は、やったことのないことを勇気を持って「創（はじ）めること」。三つ目は「耐えること」。2011年3月11日の東日本大震災のような災害で大変な目に遭い困っている人を、新しい老人の生き方を追求する「新老人の会」

自立して生きるまったく新しい老人像の創出を目指し、2000年9月に発足。「生き甲斐の3原則」と1つの使命、5項目の行動目標を掲げ、「新老人運動」を展開。私は会長として毎年各地方支部のフォーラムで講演を行うとともに、フェイスブックで日々情報を発信している。

組織

○会長：日野原重明　事務局長：石清水由紀子
○会員数：約1万2,000名　地方支部：45カ所（2014年4月1日現在）

会員種別

○75歳以上：シニア会員（年会費10,000円）
○60歳～74歳：ジュニア会員（年会費10,000円）
○20～59歳：サポート会員（年会費5,000円）

趣旨

○生き甲斐の3原則（ヴィクトール・フランクルの哲学より）
①愛し愛されること（to love）
②創（はじ）めること（be creative）
③耐えること（to endure）

○1つの使命
「子どもに平和と愛の大切さを伝えること――（To give children messages to appreciate Peace and Life of All on Earth）」

○5つの行動目標
①自立：自立とよき生活習慣やわが国のよき文化の継承
②世界平和：戦争体験を生かし、世界平和の実現を
③自分を研究に：自分の健康情報を研究に活用（ヘルス・リサーチ・ボランティアの志願）
④会員の交流：会員がお互いの中に新しい友を求め、会員の全国的な交流を図る
⑤自然に感謝：自然への感謝とよき生き方を普及する

「新老人の会」ホームページ　http://www.shinrojin.com/
「新老人の会」フェイスブック　https://www.facebook.com/shinrojin

誰かが助けなくてはならない。私たちは何かの事件や病気に耐えるということを経験すると、「私は耐えた」ということで、今度は3・11の被災者が耐えるために傍で手助けをしようと考える。「耐える経験」のない人はそういうことができない。

私はまた、子どもたちに対していのちの大切さ、いじめの無意味さ、互いの過ちを許し合い平和を保つことの大切さを教えることが必要だと考え、2003年から10日に1回のペースで、主に10歳の小学生を対象に全国の小学校で「いのちの授業」を行っている。

今の日本はマッカーサーの誤りで選挙権が20歳から与えられているが、こんな国は世界にわずかしかなく、約90パーセントの国は18歳までに選挙権が与えられている。しかし、国民投票の投票権が与えられる年齢は18歳以上に引き下げることになったので、今10歳の子どもは8年後に投票権を持つことができる。たとえ平和憲法の改正案が議員の3分の2以上の賛成多数で国会を通過しても、国民投票で半分以上がノーと言えばそれは廃案になるのだから、子どもに平和の大切さを教え、ノーと言える人間を育てようと授業を続けている。

海外でも英語で「いのちの授業」を行っている。95歳の時、『十歳のきみへ―九十五歳のわたしから』（冨山房インターナショナル）という本を書いたが、これがベストセラーになり、英訳も出版されているので、私は外国の小学生から届いた手紙にも返信を書いている。

「新しいことを創める」ことに生きがいがある

マルティン・ブーバーは「人は新しいことを始めることを忘れない限り、いつまでも若い」と言った。新しいことを創める運動を私は今も続けている。「新老人の会」は韓国や台湾、メキシコ、ブラジル、オーストラリア、アメリカ、カナダにも支部があり、私の活動はますます忙しさを増している。98歳の時には、それまでやったことのない俳句にも挑戦すると宣言し、今も作り続けている。私個人のフェイスブック（https://www.facebook.com/shigeaki.hinohara）も１００歳から始めた。

私は「新しいことを創める」ということに生きがいを感じる。１００歳を超えたら何を創めようか、１０２歳を超えたら何を創めようかと、いつも新しいことに挑戦をするということを考えている。

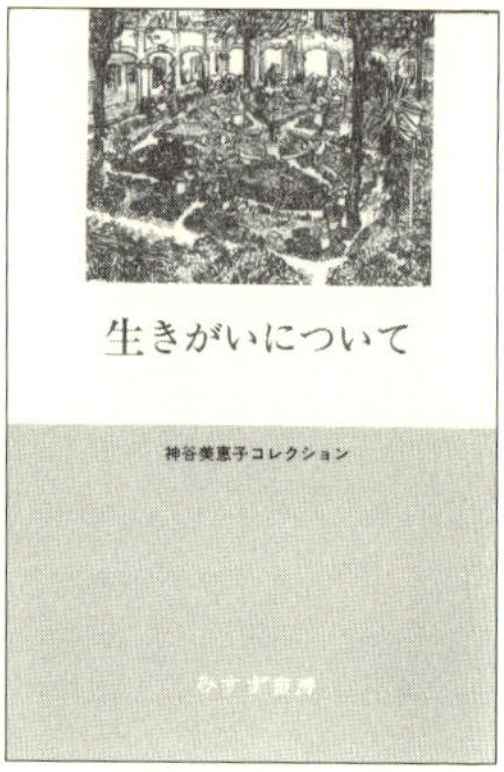

『生きがいについて』

私の愛読書の一つに神谷美恵子さん（1914-1979）の『生きがいについて』（みすず書房）がある。その中で神谷さんは、日本語には「生きがい」という言葉があるが、外国にはないと言っている。フランス語に「レーゾン・デートル（存在理由）」という言葉はあるが、それとも少し違う。日本語の「生きがい」にはもっとエモーショナルないろいろな意味があるという。

神谷さんにはマルクス・アウレリウスの『自省録』の翻訳という傑作もあるが、フランス語、ラテン語などにも通じているという豊かな教養と、その真摯な生き方を著作を通して知るにつけ、尊敬する人としていつも私の中にある。

私にはまだまだやらなければならない仕事がある

オスラーも新しいことに挑戦するのが好きだった。彼がモントリオールの大学病院に勤務していた時、痛みを訴えるミリオネアに対して、イギリス留学中にリンゲル医師から学んだacupuncture（鍼）を試みたが、全然効かなくて失望したという話もある。オスラーは東洋医学にも関心を持ち、それに挑戦するというところがあった。

私はまだ漢方薬を試みていないが、西洋薬は効かないのに漢方薬が効くというケースは確かにある。高齢になってからがんを発症した場合、手術をしなくても次第に消滅していったという症例もある。がんと年齢の間には深い関係があるのではないだろうか。

今、私が非常に関心を持っているのはアンチエイジングである。「老い」には生物学的な老いと人間学的な老いがある。人間学的な老いは、内臓がどうこうするという生物学的な老いとは違い、心が老いについて悩む。そのような人間学的な老いを人間はどのようにして克服できるかということに対して非常に大きな関心と興味を持っている。人間学的な老いに対しては、ある種の精神療法が効果があるかもしれないと考えている。

私の人生は長い間忍耐しながら待つということが多かったが、いつも未来に「幻＝ビジョン」があるから、マラソンのつもりで、つらくても苦しくても走り続けてきた。その結果が私自身の軌跡になっている。88歳の時に文化功労者、94歳の時に文化勲章をいただいたが、私自身は、なぜ私に勲章が授与されたのかわからない。何をやったことに対する勲章なのか。長い間の努力を評価してくれたのかもしれないけれど、私にはまだまだたくさんの仕事が残っている。年を重ねて初めて気がつくこともまだまだたくさんある。

聖路加国際病院は、２０２０年に開催される東京オリンピックで選手たちの健康管理をする「オリンピック病院」の一つに選定された。その時まで病院を見届ける必要があるので、私は少なくとも２０２０年までは長生きをしないといけない。私もますます頑張らないといけないが、読者の皆さんも、私に負けないように、日本の医療を支え発展させていくために、これからも大いに頑張ってもらいたい。

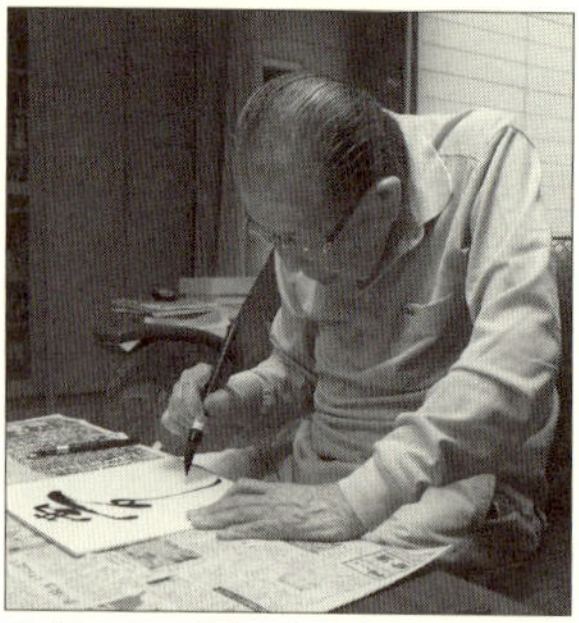
読者に向け「夢を」の書をしたためる
(2014年7月)

あとがき――近況に触れて

私は２０１４年10月４日に１０３歳の誕生日を迎えます。このまま健康でいることができれば、東京オリンピックが開かれる２０２０年には１０９歳になります。

この本にも書いた通り、私は医学生の時に肺結核と湿性胸膜炎に苦しみました。しかし幸い1年間の休学で何とか健康を取り戻すことができました。それ以降、大腸ポリープや早朝高血圧症以外は治療を要するような病気もなく、１００歳を超えても元気でいることを自慢にしていました。

そんな私も、１０２歳の誕生日を迎えた２０１３年10月の忙しさには少々まいりました。私は、国内外の医療・福祉関係の学会のほか、「新老人の会」全国45支部がそれぞれ年に1回催すフォーラムに必ず出かけて講演をしますので、毎週のように全国のどこかへ出張します。この年の8月には、珍しく10日間の夏休みをニューヨークで過ごし、99歳以下という年齢制限のあるヘリコプターに特別な許可をいただいて搭乗して、自由の女神やマンハッタンを空から眺めるといった「冒険」をするほど元気だったのですが、10月はいつも以上に多忙な日々が続きました。

誕生日のイベントの後、サンフランシスコで開かれた国際健診学会の理事会に会長として出席し、それからジョン万次郎が金を採掘した金鉱を見学、翌朝にはサンフランシスコのプロテスタントの教会で短い説教、午後にはカテドラルで約１０００人の市民を前に講演会を行い、明くる日に夜行便で東京へ戻って、次の日には神戸へ行く、といった具合でしたので、さすがにぐったりしてしまいました。

あまりに疲れたので、その時は生まれて初めて14時間ほど寝続けました。寝ている間、夢の中で私は、自宅の電話番号をどうしても思い出せず、自宅で待つ家内に連絡がとれないまま昔の東海道線に乗ってどんどん遠くへ行ってしまうというような不安な気持ちに襲われたりしました。１０２年の生涯でこれまでになく無理をして本当に疲れ切ったから、こんな夢を見たのだと思います。

その後、体調も戻り、再び全国を飛び回る日々が続きました。しかし、今年5月のイギリス出張の折、これまでに覚えたことのない深い疲労感に襲われ、帰国してから、ついに車椅子を使わざるを得なくなりました。それは次のような経緯によるものです。

今年度のアメリカオスラー協会の年次総会は、オスラー博士が晩年欽定教授を務めたオックスフォード大学の地で開催されました。私は日本オスラー協会の13名のメンバーと一緒に、この年次総会に出席するため5月中頃8日間ほどイギリスに出張しました。羽田空港からＪＡＬ

に乗り、翌朝ロンドン・ヒースロー空港に着いた時にはジェットラグのため体調を少し悪くしていました。迎えの観光バスに乗り、ロンドン市内の観光ののちバッキンガム宮殿前の広場での衛兵交代式を見学したのですが、2時間も立ったままでしたのでとても疲れました。それから、ロイヤル・アルバート・ホールでのコンサートに赴き、チャイコフスキーのピアノコンチェルト第1番ほか見事な演奏を楽しみましたが、何しろ7000人も収容するという巨大ホールでしたから、座席に到達するにも大変な思いをしました。

翌々日、オックスフォードでの学会に出席したのですが、私は非常に疲れ、不眠が続きました。空気が冷たく、気温が低いので、少し体がゾクゾクしましたが、学会の総会では、日本を代表して英語で挨拶したのち、日英米の学会員による発表を聴きました。ところが4日目になってから熱感を覚えたので、学会参加は断念してホテルで休息をとることにし、夕方のガーデンパーティーも欠席することにしました。

何とかスケジュールを終えてヒースロー空港から帰国便に乗りました。機内でも眠れないまま羽田空港に着きましたが、発熱の原因を知るために翌日から聖路加国際病院に入院しました。検査の結果、発熱の原因は血中の大腸菌感染ということが判明し、連日化学療法を受け、ようやく解熱しました。この機会に、病院で新しく購入した超音波の器械で心臓を調べてもらうことにしたのですが、その結果、大動脈弁に軽度の狭窄があることが判明しました。心臓弁膜症です。90

歳以下の患者であれば、この程度の弁膜症なら完治を目指す手術も検討可能なのですが、私のように100歳を超えている老人となると危険が大きいので、心臓の外科手術を責任をもって行う心臓外科医は手がつけにくいとのことでした。

対策としては、左心室が強く収縮して大動脈弁を壊すことがないように、おとなしく行動するほかないということで、私は日常生活に車椅子を使うことになりました。私は現在、外出時は車椅子で移動しています。そして、減った体重を元に戻すために1日の摂取カロリーも通常の1300キロカロリーから1600キロカロリーに上げ、食事の量を意識的に増やしています。

本書の執筆を依頼されたのは2013年の7月でした。日本医事新報社に承諾の返事をしてから、あらためて明治末年から大正、昭和、そして平成にわたる私のこれまでの人生を思い返してみました。

幼い頃の日々は、私にとっては宝物のような思い出です。一つのエピソードを思い出すと、それに続けていろいろな出来事が当時の空気とともにまざまざと蘇ってきます。神戸での関西学院中学部の時代、そして京都での第三高等学校の理科学生の生活、京都大学医学部の時代は、いずれも哲学と文学と音楽に親しんだまさに輝ける時でもありました。20代の時の肺結核の体験も、今になってみれば青春時代を彩る思い出の一つとなっています。

そして、医師になってから今日までの日々は飛ぶように過ぎていったと言えるでしょう。

本書は、「幻（ビジョン）」を追い続けてきた自分の人生を振り返りつつ、次世代の医療者、そして、日本の医療がより良くなることを願う一般の方々に向け、いま伝えたい私の医学・医療論をまとめたものです。

医学というものは、多くの人が考えるよりもはるかに広く諸科学に関係する学問であり、それを医療として実践する時には、医師・看護師ら医療従事者と患者・家族が一つのチームとなって取り組むことが重要であるということ、そして、医学は常に発展途上で臨床現場には日々発見があり、医師は常に未完成の状態にある、だからこそ医学は面白い、という私のメッセージが一人でも多くの人の心に届くことを願っています。

103歳を迎える今、まだまだやりたいこと、見届けたいことはたくさんあります。

いつまでいのちが許されるのかはわかりませんが、あらためて私の人生をじっくりと振り返る機会を与えてくださった日本医事新報社に心からお礼を申し上げます。

2014年7月　長年住んだ世田谷区田園調布の自宅にて

日野原重明

主要参考文献

聖路加国際病院100年史編集委員会『聖路加国際病院の一〇〇年』

日野原重明『看護の知識（サイエンス）と技（アート）を革新する―古い看護から新しい看護へ』（日本看護協会出版会）

日野原重明『医の道を求めて―ウィリアム・オスラー博士の生涯に学ぶ』（医学書院）

日野原重明／仁木久恵訳『平静の心―オスラー博士講演集』（医学書院）

日野原重明『音楽の癒しのちから』（春秋社）

日野原重明『死をどう生きたか―私の心に残る人びと』（中公新書）

日野原重明「私の履歴書」（日本経済新聞1990年9月1日～9月30日連載）

日野原重明／植村研一『私の歩んだ道―内科医六十年』（岩波書店）

日野原重明「日航機乗取り事件の全貌―捕われの機内日記」（週刊朝日1970年4月17日号所収）

日野原重明ほか「聖路加国際病院サリン患者診療報告会から」（日本医事新報1995年5月6日号所収）

日野原重明「武見太郎先生に接しての私の印象」（日本医事新報2004年3月27日号所収）

人名索引

アウレリウス Aurelius, M. ―― 128
アラン Alain ―― 147
イエス（キリスト）Jesus ―― 14, 43
ヴェルレーヌ Verlaine, P. ―― 132
エリクソン Erikson, E. H. ―― 128
大谷藤郎 ―― 118
緒方洪庵 ―― 127
冲中重雄 ―― 97, 101
オスラー Osler, W. ―― 15, 17, 24, 30, 33, 65, 126
賀川豊彦 ―― 61
カーライル Carlyle, T. ―― 18
ガストン Gaston, E. T. ―― 42
神谷美恵子 ―― 154
河上　肇 ―― 60
キャッセル Cassell, E. J. ―― 129
キュリー夫妻 Curie, P. & M. ―― 127
クッシング Cushing, H. W. ―― 32
久保徳太郎 ―― 69
サン=テグジュペリ Saint-Exupéry, A. d. ―― 128
シェイクスピア Shakespeare, W. ―― 25, 128
ジッド Gide, A. ―― 132
鈴木大拙 ―― 44, 147
ソンダース Saunders, C. ―― 128, 136
武見太郎 ―― 10, 94, 101
田辺　元 ―― 60
タマルティ Tumulty, P. A. ―― 46
田宮猛雄 ―― 94
トイスラー Teusler, R. ―― 68
ドストエフスキー Dostoyevsky, F. ―― 79
トルストイ Tolstoy, L. ―― 128
夏目漱石 ―― 129
西田幾多郎 ―― 60
ニューマン Newman, J. H. ―― 131
橋本寛敏 ―― 30, 68, 94
華岡青洲 ―― 127
パレ Paré, A. ―― 54
ビーソン Beeson, P. B. ―― 72, 75
フーコー Foucault, M. ―― 128
ブーバー Buber, M. ―― 51, 128, 153
フーフェランド Hufeland, C.W. ―― 128
フォーレ Fauré, G. U. ―― 148
ブラウニング Browning, R. ―― 58
ブラウン Browne, T. ―― 27, 35
プラトン Plato ―― 45, 128
フランクル Frankl, V. E. ―― 128
フロム Fromm, E. ―― 129
ベルクソン Bergson, H. ―― 11
ホイヴェルス Heuvers, H. ―― 128
細川　宏 ―― 128
真下俊一 ―― 64, 68
リルケ Rilke, R. M. ―― 129
リンドバーグ Lindbergh, A. M. ―― 129
ロレンス Lawrence, D. H. ―― 133

日野原 重明
(ひのはら しげあき)

一般財団法人聖路加国際メディカルセンター理事長
聖路加国際病院名誉院長
学校法人聖路加国際大学名誉理事長
聖路加国際大学名誉学長
公益財団法人聖ルカ・ライフサイエンス研究所理事長
一般財団法人ライフ・プランニング・センター理事長

[略歴]

1911年10月4日	6人兄弟の3番目として山口県山口市に生まれる
1937年3月	京都帝国大学医学部卒業
1941年8月	聖路加国際病院内科
1942年3月	京都帝国大学大学院(医学)修了
1951年7月	エモリー大学留学
1974年2月	聖路加看護大学学長
1984年2月	学校法人聖路加看護学園理事長
1992年4月	聖路加国際病院院長
1996年4月	聖路加国際病院名誉院長
	財団法人聖路加国際病院理事長
1998年4月	聖路加看護大学名誉学長
1999年	文化功労者
2005年	文化勲章受章
2012年4月	学校法人聖路加看護学園名誉理事長
2013年4月	一般財団法人聖路加国際メディカルセンター理事長
2014年4月	学校法人聖路加国際大学名誉理事長
	聖路加国際大学名誉学長

[主な専門分野]

循環器内科、予防医学、健康教育、医学教育、看護教育、終末医療、老年医学

[主な学会活動歴]

日本内科学会(名誉会員)、日本循環器学会(名誉会員)、日本心身医学会(名誉会員)、日本生命倫理学会(理事、監事)、日本総合健診医学会(理事長)、日本スピリチュアルケア学会(理事長)、日本音楽療法学会(理事長)

だから医学は面白い

―― 幻（ビジョン）を追い続けた私の軌跡

定価（本体1,200円＋税）
2014年9月15日　第1版発行

著　者　日野原重明
発行者　梅澤俊彦
発行所　日本医事新報社
www.jmedj.co.jp
〒101-8718　東京都千代田区神田駿河台2-9
電話（販売）03-3292-1555　（編集）03-3292-1557
振替口座　00100-3-25171
印刷所　ラン印刷社
デザイン　大矢高子

ISBN978-4-7849-4438-5　C3047　1200E